Cornelia Kügele

EASY GOING LYMPHÖDEM

Tipps und Tricks im Alltag

Entdecken Sie mehr mit der
FREYA-BÜCHER-APP!

INTERAKTIVES LESEVERGNÜGEN MIT DER FREYA-BÜCHER-APP!

Ab sofort können Sie unsere Bücher mit der kostenlosen App interaktiv entdecken. Videos, Zusatzinhalte und mehr Informationen aus den Freya Büchern steigern Ihr Lesevergnügen und bieten Ihnen faszinierende Einblicke.

So einfach geht's:

1. Laden Sie die kostenlose Freya-Bücher-App im Google Play Store oder im Apple App Store auf Ihr Smartphone oder Ihr Tablet.
2. Wählen Sie Ihr Buch aus der Liste in der Freya-Bücher-App aus und drücken Sie auf *Bild scannen*. Automatisch wird Ihre Kamera aktiviert.
3. Halten Sie Ihr Smartphone oder Ihr Tablet jeweils über die Bilder in Ihrem Buch, die mit einem kleinen Handysymbol versehen sind.
4. Dann öffnen sich die zusätzlichen interaktiven Elemente von selbst. Schon haben Sie Zugang zu weiteren Informationen und Videos aus dem Buch.

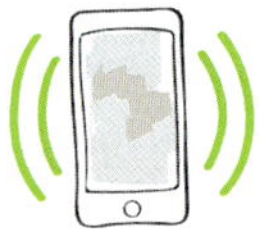

Bilder mit diesem Symbol scannen

Hinweise:

Sollten die Bilder von der App nicht erkannt werden, stellen Sie bitte sicher, dass das Buch ausreichend beleuchtet ist, und verringern Sie gegebenenfalls den Abstand zur Kamera. Ihr elektronisches Gerät muss mit dem Internet verbunden sein.

READ GLOBAL BUY LOCAL

MIX
Papier | Fördert gute Waldnutzung
FSC www.fsc.org FSC® C118234

ISBN 978-3-99025-453-0

Layout: freya_art, Regina Raml-Moldovan
Lektorat: Claudia Traxl
Cover: Kaya Pühringer
Bildnachweis: Cornelia Kügele,
weitere siehe Seite 128

printed by GPS-Group

Aufgrund der besseren Lesbarkeit möchte ich auf die Genderbezeichnungen verzichten und wähle bewusst die männliche Ansprache.

Anmerkung: Alle in diesem Buch enthaltenen Texte, Anregungen, Tipps und Rezepte wurden mit großer Sorgfalt zusammengestellt und getestet. Dennoch kann keinerlei Haftung für etwaige Verletzungen, Verluste oder Schäden übernommen werden, die aus der Verwendung der Informationen und Produkte in diesem Buch resultieren. Dieses Buch ersetzt nicht den Besuch beim Arzt.

Cornelia Kügele

EASY GOING

Lymphödem

Tipps und Tricks im Alltag

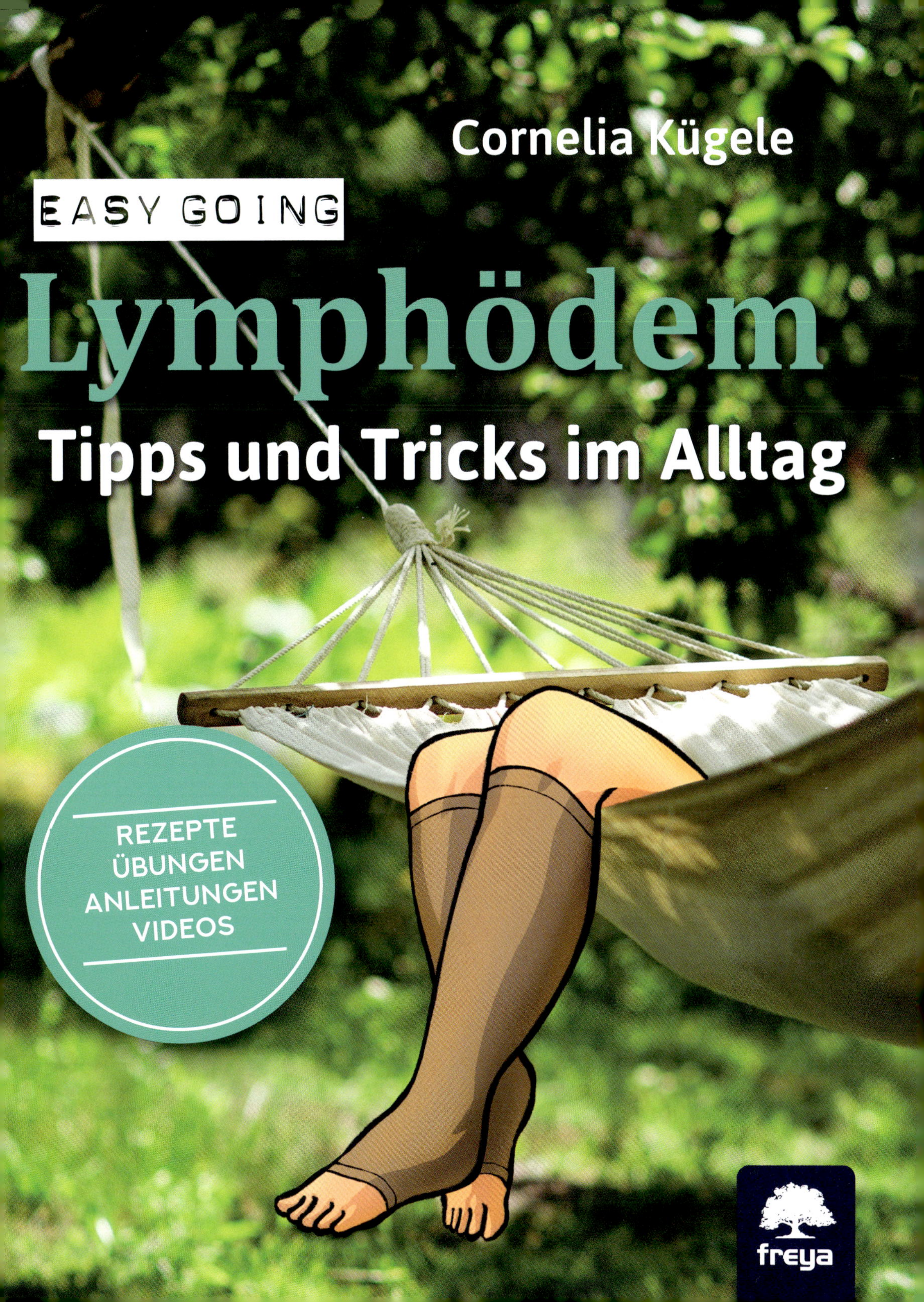

REZEPTE
ÜBUNGEN
ANLEITUNGEN
VIDEOS

freya

Inhaltsverzeichnis

Vorwort 9

Einleitung 10

Die Grundbedürfnisse und Gewohnheiten des Menschen 12

Stressfreier Alltag mit Lymphödem 15
- Fremdbestimmung vs. Selbstbestimmung 18
- Zeitersparnis 20

Das Paradebeispiel eines Lymphödem-Tages 22

Komplikation beim Lymphödem 27
- Lymphödem 27
- Der Rotlauf 29

Kompressionsstrumpf 31

Bekleidung 33
- Lösungen und Beispiele im textilen Alltag 33

Probleme mit dem Bewegungsapparat 37
- Müde, schmerzende Füße 37
- Überlastete Hand- und Armmuskulatur 41
- Beckenbodenschwäche 46
- Narben und Bestrahlungsfibrosen 51
- Krämpfe im Halsbereich 55

Lösungen im Arbeitsalltag mit Lymphödem ... 57
Ergonomie am Arbeitsplatz ... 57
KPE und S2k-Leitlinie ... 60
Die Komplexe physikalische Entstauungstherapie (KPE) ... 60
Die S2k-Leitlinie ... 60
Die Hautpflege ... 62
Die manuelle Lymphdrainage ... 64
Die Kompressionsbandage ... 64
Die Bewegung ... 69
Die Atmung ... 79
Aufklärung und Schulung zur individuellen Selbsttherapie ... 81
Therapieunterstützende Geräte ... 82
IPK ... 82
Lympha TouchR ... 83
Tiefenoszillation ... 83
Hilfe zur Selbsthilfe ... 85
Wechselduschen ... 85
Lagerung ... 86
Hilfe aus der Natur ... 86
Hautpflege zum Selbermachen ... 89
Abkühlen ... 94

Ernährung 97
Entschlacken 97
Richtige Ernährung beim Lymphödem 100
Mentale Herausforderung 105
Waldbaden 106
Was darf ich, was darf ich nicht?! 108
Richtiges Verhalten im Alltag mit Lymphödem 108
Die Balance zwischen Dürfen und Sollen finden 110
Der Lust-Laune-Erfahrungsmoment 115
Wo kann ich Hilfe erwarten? 117
Selbsthilfegruppen/Vereine 117
Netzwerke/Apps/Blogs 118
Therapeutensuche 119
Physikalische Institute 120
Informationen von öffentlichen Institutionen 120
Hersteller von medizinischen Produkten für das Lymphödem 121
Sanitäts- und Orthopädiefachgeschäfte 121
Danksagung 122
Literaturverzeichnis 123
Abkürzungsverzeichnis 124
Linkverzeichnis 125

ÜBUNGEN

Stressfreier Lymph-Alltag 25
Die Raupe 38
Der Igel 39
Ampelübung 48
Atmung und Beckenboden 49
Richtiger WC-Gang 50
Übungen Qigong 76
Wie atme ich richtig? 80

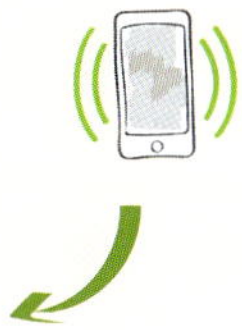

REZEPTE

Topfenwickel 41
Ölmischung bei Sehnenscheidenentzündung 42
Handmassageöl 44
Narbensalbe – Ringelblumensalbe 51
Pflegecreme auf natürlicher Basis 63
Lymphtee 87
Pfefferminztee 88
Leichte Pflege für den Morgen 90
Pflege für den Abend 91
Reichhaltige Pflege für den Abend 92
Pflege für gereizte Haut – Gänseblümchenöl 93
Gänseblümchen-Salbe 93
Basenbrühe 103

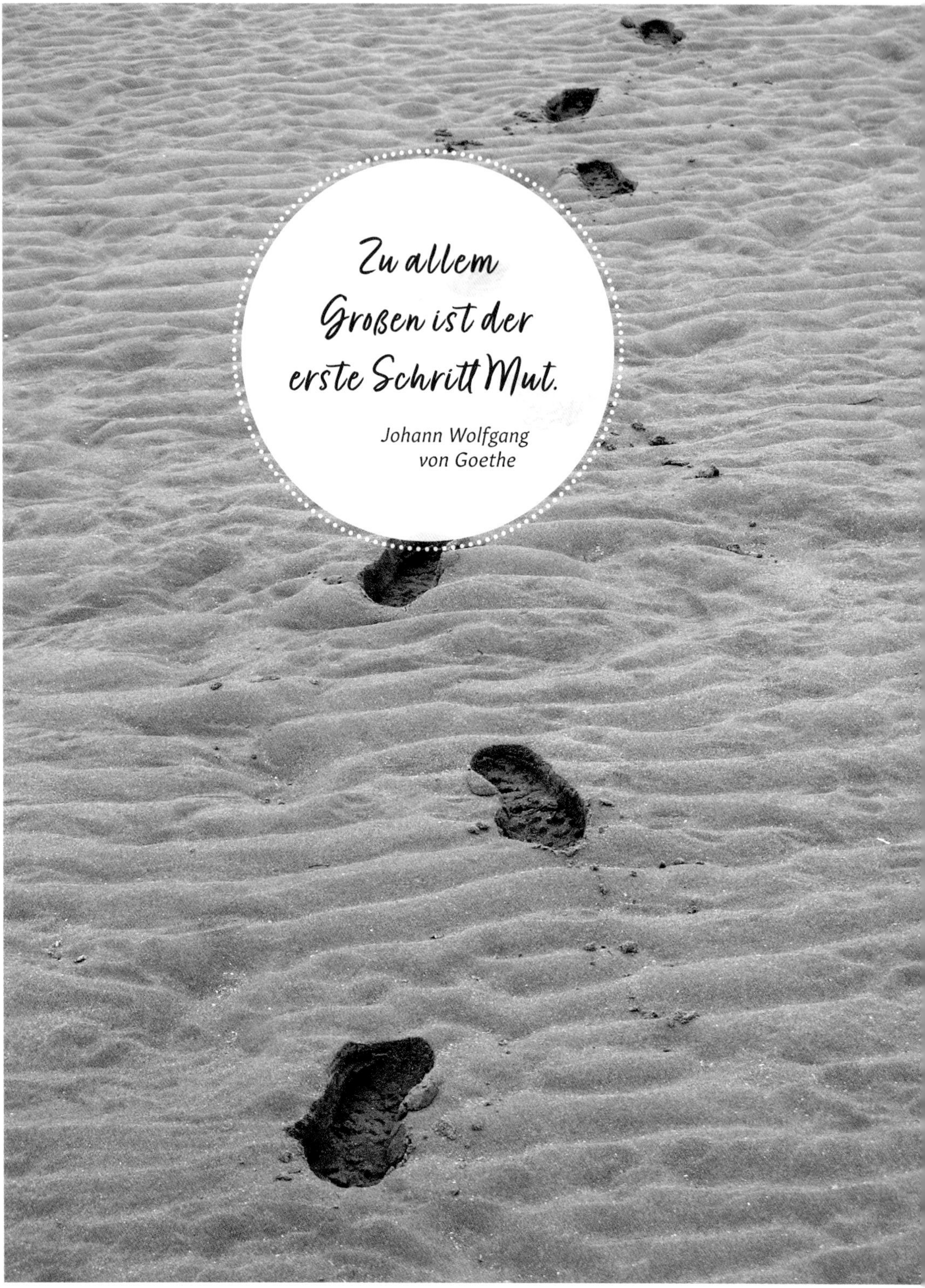

Zu allem
Großen ist der
erste Schritt Mut.

*Johann Wolfgang
von Goethe*

Vorwort

Liebe Leser,
die Idee von Frau Cornelia Kügele, einen Ratgeber für Menschen zu schreiben, die mit einem Lymphödem leben müssen, freut mich sehr. Da ich selbst Ärztin bin und gleichzeitig betroffene Patientin, kann ich die Problematik so einer Diagnose aus meiner Sicht gut nachvollziehen. Wir haben nicht nur ein Lymphödem, sondern auch große psychische Belastungen zu bewältigen, die mit dem Krankheitsbild einhergehen.

Meine erste Therapie war vor 23 Jahren in der Földiklinik. Tränen und Verzweiflung waren meine täglichen Begleiter. Dann hat mir eine Stimme gesagt: „Du musst kämpfen, damit du wieder auf die Beine kommst. Du musst weiter in deinem Beruf als Ärztin Hilfe leisten und nicht nur selbst Hilfe suchen!"

Damals gab es keine Anlaufstelle für Lymphpatienten. Man musste selbst herausfinden, was einem mit Lymphödem guttut und was nicht. Manchmal war es nicht einfach, die richtigen Hilfsmittel zu finden. Mit einem Lymphödem muss man sich anfreunden, um täglich in einer Art Symbiose leben zu können. Das Tragen der notwendigen medizinischen Kompressionsstrümpfe kann man mit der Bekleidung sehr gut kaschieren, so hilft es dabei, in der Gesellschaft mit anderen Menschen keine ungewollte Aufmerksamkeit zu erreichen.

Liebe Betroffene, alle Ratschläge, die Sie auf den folgenden Seiten finden, basieren auf langjährigen Erfahrungen von Ärzten, Therapeuten und Patienten, die sich mit der Diagnose *Lymphödem* auseinandergesetzt haben. Mein Dank gilt Frau Kügele, die viele unserer Erfahrungen gesammelt hat und diese im vorliegenden Ratgeber präsentiert. Dieser Ratgeber ist eine wertvolle Hilfe zur Bewältigung unserer Krankheit.

Im Namen aller Patienten, herzlichen Dank!
DDr. Ruzena Schwarz

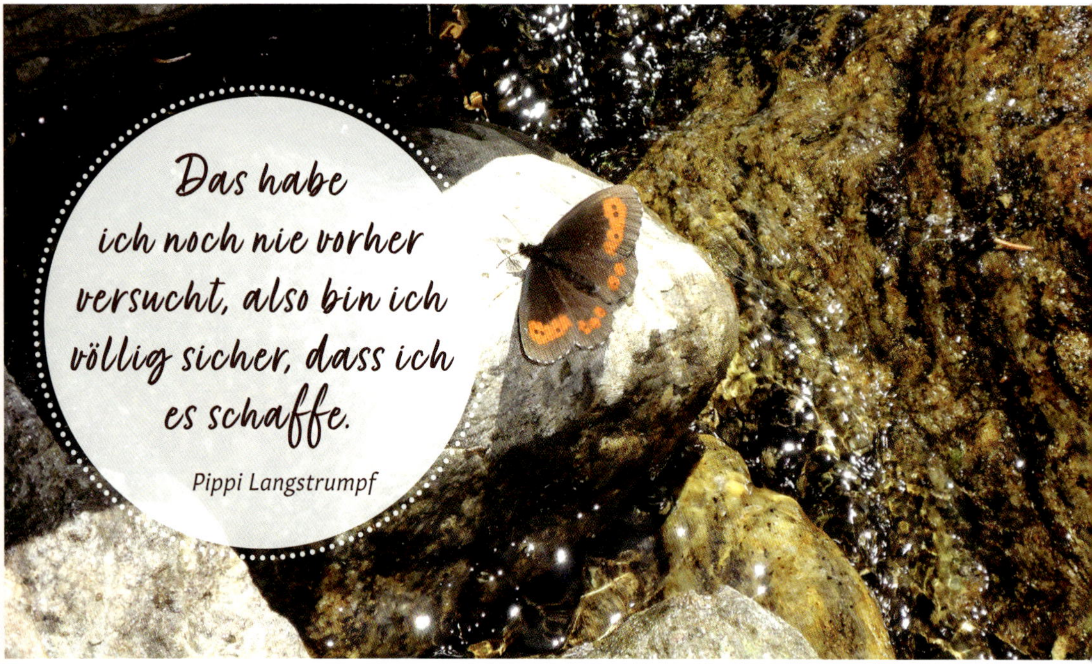
Das habe ich noch nie vorher versucht, also bin ich völlig sicher, dass ich es schaffe.
Pippi Langstrumpf

Einleitung

In den Jahren meiner Tätigkeit als Physiotherapeutin an der Lymphklinik in Wolfsberg habe ich mir immer wieder die Frage gestellt: Wie können Sie Ihren Alltag mit Lymphödem so gestalten, dass er nicht zur Belastung, sondern zur Leichtigkeit wird. *Work-Life-Balance* ist heute der Begriff! Armbanduhren, die Ihren Biorhythmus aufzeichnen sowie Ihre Fitness, Ihr Essverhalten und Ihren Schlafrhythmus zeigen, boomen. Mit einem Lymphödem haben Sie zusätzlich zum gewohnten Alltag Aufgaben zu bewältigen, die die Krankheit mit sich bringt. Kompressionsstrümpfe anziehen, intensive Körperpflege, Sport, manuelle Lymphdrainagen, vollwertige Ernährung und noch viele weitere. Was Sie in diesem Buch über den stressfreien Umgang mit dem Lymphödem lernen, hilft Ihnen, für sich selbst den optimierten individuellen und relaxten Alltag leben zu können.

Verschiedenste Blickwinkel in diesem Buch können Ihnen das Werkzeug dazu liefern. Die Diagnose *Lymphödem* zu bekommen ist eine Seite der Medaille, damit im Einklang zu leben die andere. Im Einklang zu leben bedeutet, so wenig wie möglich tatsächlichen Aufwand mit dieser Erkrankung zu haben und die persönliche Tageszeit, die zur Verfügung steht, zu nutzen, ohne in Stress zu geraten.

Nun hören Sie oder haben Sie vermutlich bereits gehört, dass die Erkrankung zu Ihrem Leben gehöre, es gäbe Linderung in Form von Therapie, aber keine Heilung. Ab jetzt läuft alles anders. Der Alltag wird zwangsläufig umgekrempelt. Vom früheren Aufstehen, um sich die Kompressionsstrümpfe anzuziehen und die Hautpflege durchführen zu können, über den Einkauf von gesunden Nahrungsmitteln bis hin zum Kauf von geeigneter, bequemer Alltagskleidung.

Nicht zuletzt taucht vermutlich die Frage auf: „Warum ich?" Die Erfahrungsberichte in diesem Buch stammen aus meiner jahrelangen Tätigkeit im Bereich der Lymphologie in der Rehaklinik für Lymphpatienten in Wolfsberg und in meiner eigenen Praxis. Im Rahmen meines Studiums im sozialpädagogischen Bereich mit tiefenpsychologischem Hintergrund habe ich die Masterthesis mit dem Titel *Alltagsprobleme mit dem Lymphödem* verfasst. Daraus stammen weitere Tipps und Tricks von Patienten, die in dieser Arbeit von mir befragt wurden. Sämtliche Ergebnisse befassen sich mit den ganzheitlichen Auswirkungen und entsprechenden Maßnahmen, welche die drei Bereiche Körper, Seele und Geist miteinbeziehen.

Schon Platon sagte:

> *Es ist der größte Fehler bei der Behandlung von Krankheiten, dass es Ärzte für den Körper und Ärzte für die Seele gibt, wo doch beides nicht voneinander getrennt werden kann.*

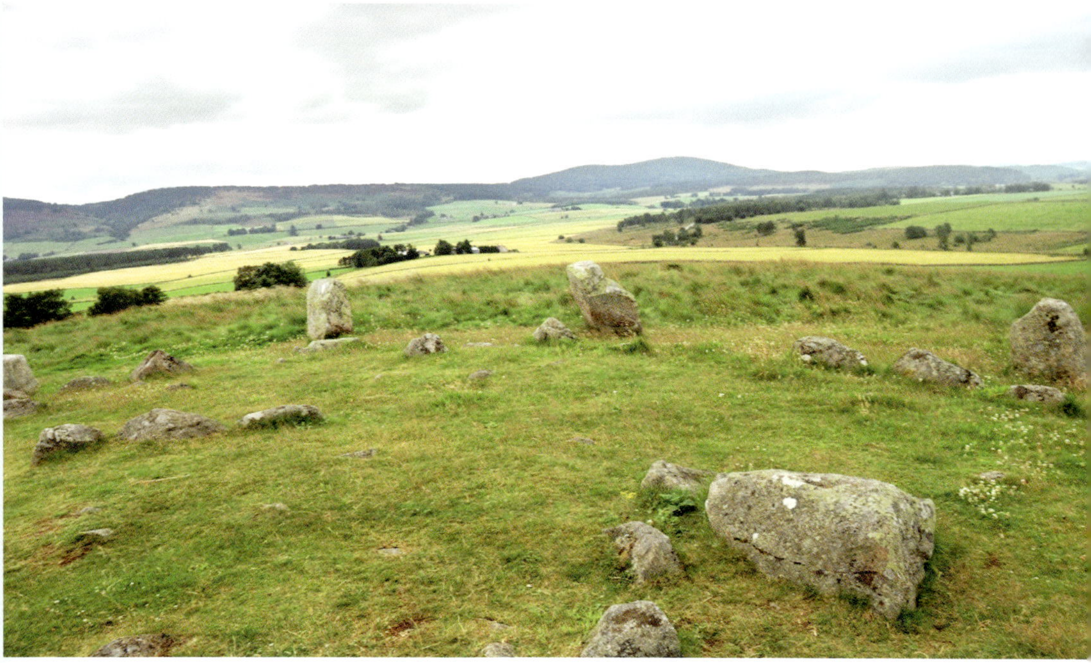

Die Grundbedürfnisse und Gewohnheiten des Menschen

Der Urmensch musste sich zwingend seinen Grundbedürfnissen widmen. Das wichtigste Grundbedürfnis war es, den Hunger zu stillen. Dies hatte oberste Priorität. Darauf folgte das Bedürfnis nach Schutz und Wärme in Form einer Behausung, im damaligen Fall eine Höhle, später Hütten. Nun hatten diese Menschen bereits einen Alltag! Aufstehen, Feuer machen, Tiere jagen, Beeren und Pilze sammeln, Kinder behüten, für warme Kleidung sorgen, Werkzeug, Waffen und Schmuck erzeugen. Im Laufe der Evolution haben sich unser Umfeld und unsere Tätigkeiten verändert, aber die Grundbedürfnisse sind dieselben geblieben.

Im Zuge der industriellen Entwicklung wurde alles schneller, höher, besser. Die Menschen zogen vom Land in die Städte, wohnten in Baracken und arbeiteten in Fabriken mit schlechtem Licht und wenig frischer Luft. Die Menschen entfremdeten sich von der Natur.

Der Trend heute geht wieder zur Natur zurück.

Der Mensch sehnt sich nach Entschleunigung, Ruhe und Zufriedenheit. Die Rückbesinnung auf die Natur, aus der er entstanden ist, hilft ihm, sich wieder wohlfühlen zu können. Den Spagat zu schaffen zwischen dem nicht aufhaltbaren, immer schneller werdenden Prozess des Berufslebens und dem eigenen Wohlfühltempo im Alltag ist eine Kunst, die es aber zu erlernen gilt. In nahezu jedem Kulturkreis ähneln sich die täglichen Abläufe. Aufstehen, zur Arbeit oder zur Schule gehen, essen, schlafen, Körperpflege, sportliche Aktivitäten und soziale Kontakte pflegen. Es liegt an uns, wie viel Bedeutung und Aufmerksamkeit wir jeder einzelnen dieser sich täglichen wiederholenden Aufgaben widmen.

Wenn nun zu den zu bewältigenden Aufgaben des Alltags zusätzlich eine medizinische Diagnose wie das Lymphödem hinzukommt, wird es unumgänglich, sich mit den eigenen Bedürfnissen und Anforderungen im Alltag bewusst auseinanderzusetzen. Damit der Mehraufwand der Therapie- und Pflegemaßnahmen gut in den täglichen Ablauf integrierbar ist, sollte man sich über die eigenen Prioritäten im Klaren sein.

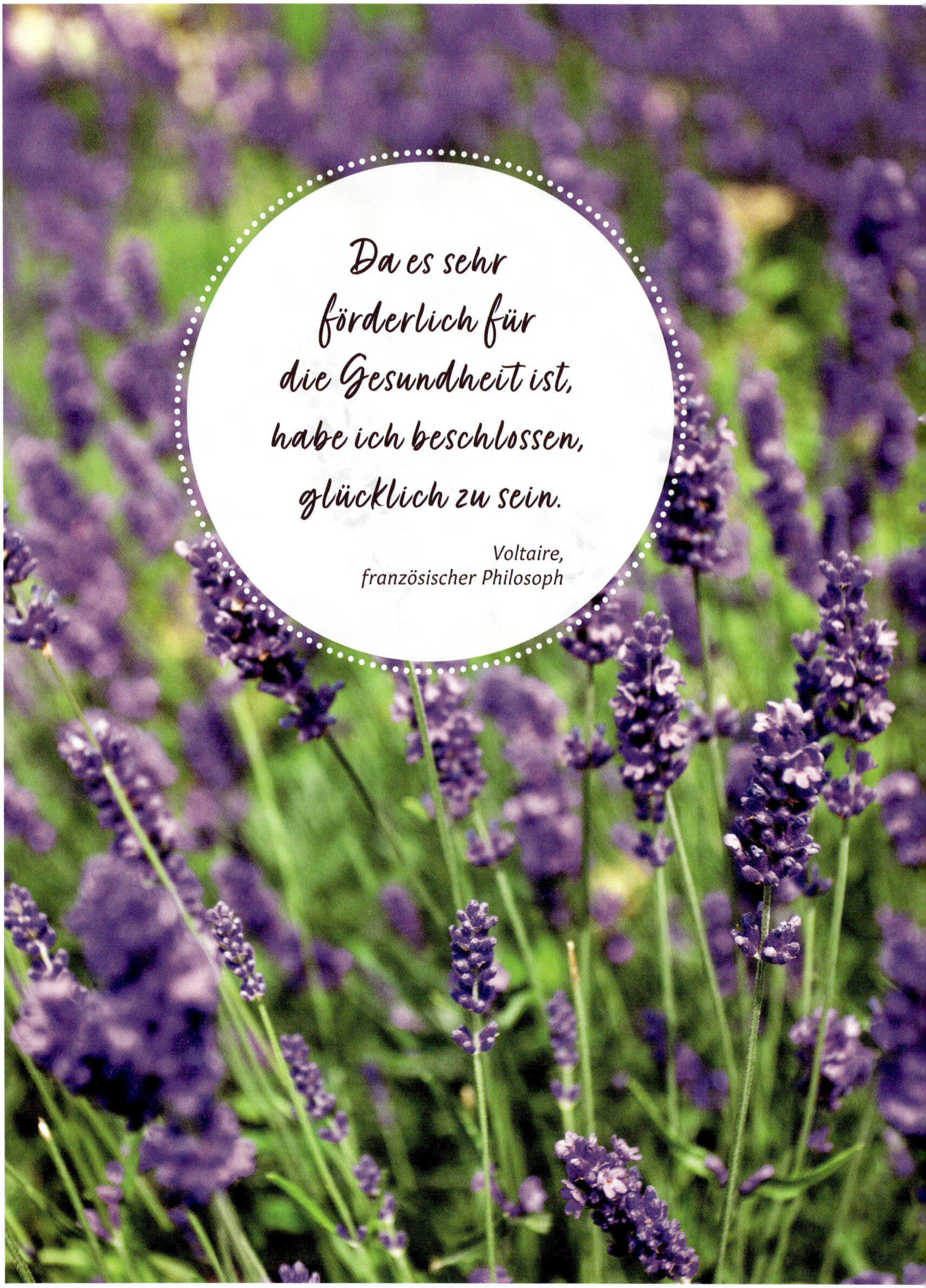

Da es sehr
förderlich für
die Gesundheit ist,
habe ich beschlossen,
glücklich zu sein.

Voltaire,
französischer Philosoph

Stressfreier Alltag mit Lymphödem

„Alltagsprobleme sind Erfahrungen und Bedingungen des täglichen Lebens, die als schädlich beurteilt werden oder das Wohlbefinden einer Person bedrohen.“ [1]

Mit einer Diagnose wie dem Lymphödem werden die täglichen Aufgaben plötzlich mehr. Jeder Betroffene ist herausgefordert, für sich eine Lösung zu finden, um den Alltag stressfrei und einfach bewältigen zu können.

Wenn das Lymphödem bei Ihnen seit Geburt bzw. schon seit jungen Jahren besteht, dann spricht man von einem primären Lymphödem. Gehören Sie zu dieser Gruppe der Patienten, dann haben Sie vermutlich bereits früh lernen müssen, mit dieser Erkrankung umzugehen. Das Aufwachsen mit einem Handicap wird von den Betroffenen meist als gut lebbar beschrieben.

Haben Sie ein Lymphödem durch eine Operation mit Entfernung der Lymphknoten, nach Bestrahlungen oder nach starken Traumata (Verletzungen) erlangt, dann spricht man von einem sekundären Lymphödem. Diese Patientengruppe hat aufgrund der vorangegangenen Erkrankung bereits einen erheblichen Einschnitt in ihrem Leben. Mit der zusätzlichen Diagnose *sekundäres Lymphödem* müssen Sie Ihren Alltag wieder ganz anders organisieren, als Sie es zuvor gewohnt waren. In erster Linie ist es wichtig, detaillierte Informationen über das Krankheitsbild und die Therapiemaßnahmen zu bekommen. Die Diagnose primäres oder sekundäres Lymphödem stellt immer der behandelnde Arzt, der Ih-

1 zitiert nach Katz, 1995

nen in einem persönlichen Gespräch die ersten Informationen zu Ihrem Krankheitsbild vermittelt. In der Folge wird Ihnen eine stationäre Behandlung an einer Rehaklinik oder eine ambulante Therapie mit dem Schwerpunkt Komplexe physikalische Entstauungstherapie (KPE) als weitere Maßnahme empfohlen. Im Rahmen dieser Therapie erhalten Sie einen ersten Eindruck, was es bedeutet, seinen Alltag künftig mit dem Lymphödem zu leben. Sie werden lernen, welche Therapien und Pflegemaßnahmen Sie regelmäßig zu Hause anwenden und in welchen Bereichen Ihres täglichen Berufs- und Privatlebens Sie speziell Rücksicht auf das Lymphödem und dessen Bedürfnisse nehmen sollten.

Sowohl die Diagnose als auch die darauffolgenden Therapien werden zahlreiche Fragen und Probleme aufwerfen, mit denen Sie sich künftig in Ihrem neuen Alltag mit dem Lymphödem beschäftigen werden.

Um hier nur einige zu nennen:

- Welche Creme nehme ich für meine Hautpflege?
- Wie oft muss ich zur Lymphdrainage?
- Halte ich es aus, während des ganzen Tages einen medizinischen Kompressionsstrumpf zu tragen?
- Gibt es *schicke* Schuhe, die man auch mit Kompressionsstrumpf tragen kann?
- Wie viel Zeit muss ich für die regelmäßige Pflege einplanen?

Um diesen zusätzlichen Herausforderungen im Alltag mit dem Lymphödem gewachsen zu sein, braucht es ein gutes Selbstmanagement.

„Die Aktivitäten des täglichen Lebens, kurz ADLs, sind unser Grundgerüst für den täglichen Ablauf. Die ADLs (ein Begriff aus der Pflege) sind definiert mit den Aspekten wie atmen, sich bewegen, sich waschen und kleiden, essen und trinken, ausscheiden, Körpertemperatur regulieren, für Sicherheit sorgen, ruhen und schlafen, sich beschäftigen, kommunizieren, sich als Frau oder Mann fühlen und verhalten, Sinn finden."[2]

Maßnahmen, die für das Lymphödem wichtig sind, wie die Manuelle Lymphdrainage, die Hautpflege, das An- und Ausziehen des Kompressionsstrumpfes und die Entstauungsgymnastik sollten in diesen bestehenden Alltag der ADLs stressfrei miteinfließen können.

Unsere freie Zeit, die wir mit sozialen Kontakten verbringen oder für Sport und andere Freizeitaktivitäten aufwenden, können wir in der Regel für uns selbst bestimmen. Wenn ein plötzlich auftretendes Lymphödem allerdings in den bestehenden Alltag eingreift, kann das zu einem enormen Mehraufwand führen, der zu Lasten genau dieser frei verfügbaren Zeit geht. Daher ist es wichtig, dass Sie sich über Ihre Bedürfnisse klar werden. Je besser Sie in der Lage sind, Ihre Prioritäten klar zu setzen, umso weniger wird die Diagnose Lymphödem Ihren Alltag negativ beeinflussen.

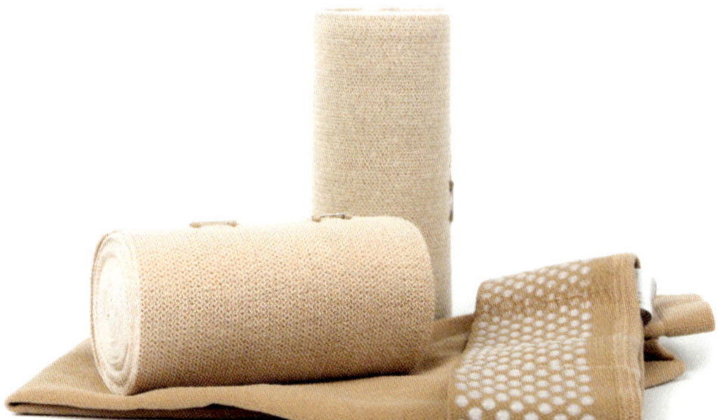

2 zitiert nach Pschyrembel Klinisches Wörterbuch, 2002

Fremdbestimmung vs. Selbstbestimmung

Allzu oft lassen wir uns aber fremdbestimmen. Gerade bei den zwischenmenschlichen Beziehungen ist es wichtig, auch einmal Grenzen zu setzen und *Nein* sagen zu können. Dies kann Überwindung kosten, da wir uns häufig den Erwartungen anderer verpflichtet fühlen und diese über unsere eigenen Bedürfnisse stellen. Wenn Sie lernen, *Nein* zu sagen, bedeutet das gleichzeitig ein *Ja* zu sich selbst. Sie gewinnen Zeit für sich und diese gewonnene Zeit können Sie für Ihre Bedürfnisse in Bezug auf das Lymphödem nutzen.

< TIPP 1:
Nein sagen lernen, für das Lymphödem Zeit gewinnen.

Der Alltag beinhaltet aber nicht nur die äußeren Faktoren, die uns Stress bereiten. Der Stress, den wir uns selbst machen, vor allem in Gedanken, macht sehr oft den größeren Anteil im Stressparameter aus. Jeder Mensch ist individuell und jeder braucht für sich andere Dinge oder Gegebenheiten, um in der heutigen Zeit den Alltag stressfrei zu bewältigen.

- Wie gehen Sie mit sich selbst um?
- Sind Sie zu sich nachgiebig und liebevoll oder muss Ihr Körper einfach funktionieren?
- Wie viel Freiraum geben Sie sich selbst oder ist Ihr Alltag durchgetaktet?
- Sagen Sie öfter zu sich: Muss das heute wirklich noch gemacht werden oder erlaube ich mir heute eine kleine *Auszeit* und verschiebe bestimmte Tätigkeiten auf morgen?

< TIPP 2:
Sich Freiraum geben

Ein Lösungsvorschlag für den relaxten Umgang mit dem Lymph-Alltag ist es, den Mehraufwand an Maßnahmen, die das Lymphödem mit sich bringt, portionsweise in den Alltag zu integrieren.

- während des Zähneputzens auf Zehenspitzen gehen (Beinlymphödem) oder den freien Arm kreisen (Armlymphödem)
- beim Fernsehen die Fußsohle mit dem Igelball abrollen (Beinlymphödem) oder den Igelball in den Händen rollen (Armlymphödem)
- die Treppen statt des Aufzuges benutzen (Beinlymphödem) oder beim Treppensteigen die Arme, Hände, Finger bewegen (Armlymphödem)
- beim Warten auf den Bus/das Taxi, im Wartezimmer, als Beifahrer im Auto die Aufmerksamkeit auf die Atmung lenken

Dies sind nur ein paar Beispiele, um die empfohlene Entstauungsgymnastik in die Alltagsaktivitäten einzubauen. Alle jene Dinge, die Sie im Tun automatisieren, fallen Ihnen mit der Zeit nicht mehr als *notwendige* Erledigung auf.

In den folgenden Kapiteln werde ich auf diese Beispiele näher eingehen, damit Sie den Alltag effektiv, aber auch so einfach wie möglich gestalten können.

Zeitersparnis

Bei meinen Recherchen konnte ich herausfinden, dass ein Lymphpatient, der sich an die vorgegebenen therapeutischen Empfehlungen hält, etwa zwei Stunden täglich zusätzlich mit dem Lymphödem beschäftigt ist. Die Tätigkeiten beinhalten das An- und Ausziehen der Kompressionsstrümpfe mit entsprechender Hautpflege, das aufwendige Bandagieren für die Nacht mit dem mehrschichtigen Bandagematerial, die tägliche Zeit für die Entstauungsgymnastik sowie den Weg zu den Lymphdrainagen.

Mit dem Kombinieren mehrerer Aufgaben im Alltag schrumpft dieser Zeitaufwand enorm. Um den Vorgang des Kompressionsstrumpfwechsels zeitlich zu minimieren, können Sie eine An- und Ausziehhilfe verwenden. Mit speziellen Noppenhandschuhen kann man den Kompressionsstrumpf besser an die richtige Stelle bekommen und somit das Material auch schonen. Beide Hilfsmittel bekommen Sie in den Sanitätshäusern. Anstelle des Bandagierens am Abend verwenden Sie einen Nachtstrumpf, den Sie im Nu angezogen haben.

Die Entstauungsgymnastik können Sie während des Zähneputzens mitmachen oder die Stiege statt dem Lift benützen. Die Atemtherapie können Sie vor dem Aufstehen oder Schlafengehen im Bett durchführen.

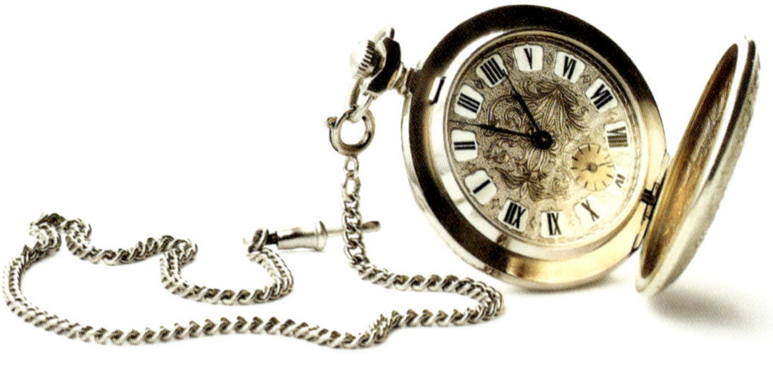

< TIPP 3: Aufgaben in den Alltag integrieren

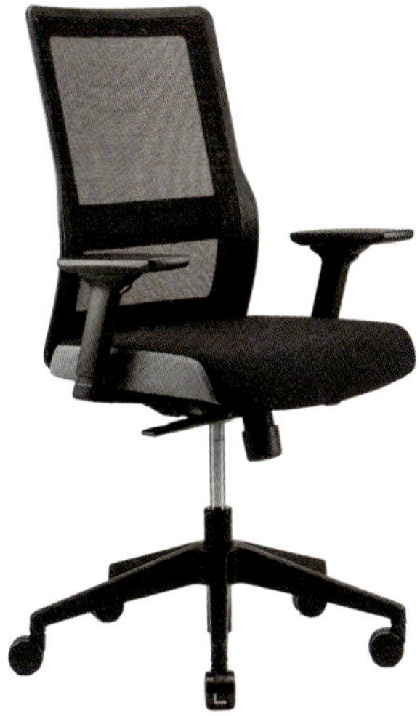

Um den Weg zur Lymphdrainage einzusparen, gibt es die Möglichkeit, die Lymphdrainage an den Arbeitsplatz zu holen. Es gibt Physiotherapiepraxen aus dem Bereich der Arbeitsmedizin, die physiotherapeutische Behandlungen am Arbeitsplatz anbieten.

Der Therapeut kommt an Ihren Arbeitsplatz und führt die manuelle Lymphdrainage auf einer mobilen Therapieliege durch. Die Durchführbarkeit muss mit dem Arbeitgeber vorab geklärt werden. Ein separater Raum dafür wäre von Vorteil.

Mit den beschriebenen Maßnahmen schaffen Sie es, Ihren täglichen Aufwand zur Versorgung des Lymphödems von 2 Stunden auf 30 Minuten zu reduzieren. Das sind 1 ½ Stunden mehr Zeit pro Tag für andere Dinge, die Ihnen wichtig sind, aber auf alle Fälle mehr Zeit für Sie.

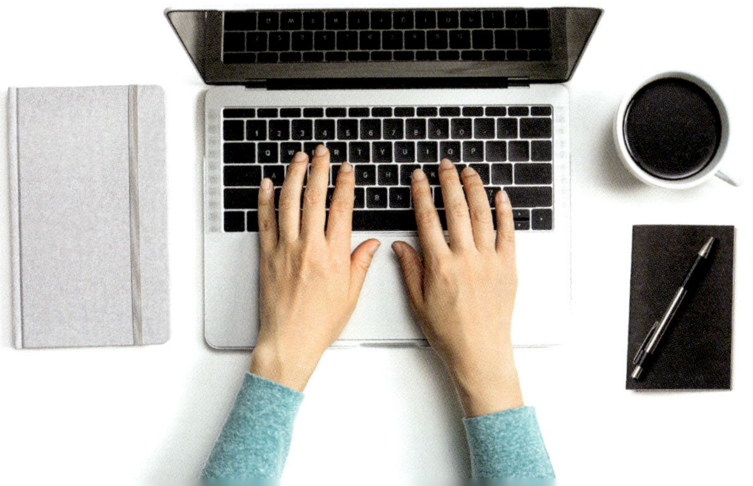

Das Paradebeispiel eines Lymphödem-Tages

Dieses Beispiel eines Lymphödem-Tages stammt von einer Patientin mit Beinlymphödem, die einen Ihrer Tagesabläufe für diesen Ratgeber niedergeschrieben hat.

Der Wecker läutet um 05:30. Ja, leider etwas früh, aber ich muss meine Nachtbandage entfernen. Jetzt fällt mir ein, dass ich seit gestern meinen neuen „innovativen" Strumpf für die Nacht habe. Ich kann also noch ein bisschen nachruhen und mache in der Zeit meine tägliche Atemtherapie. Ich atme über die Nase in den Brustkorb und in den Bauch, beide heben sich an. Dann atme ich über den Mund aus und mein Bauch und Brustkorb senken sich. Dies mache ich, bis ich vollständig wach bin, so ca. 5–10 Mal.

Ich stehe in Ruhe auf, gehe duschen und verwende, wie jeden Tag, morgens meine schnell einziehende Aloe-Creme für meine Beine. Jetzt ist Frühstück angesagt. Beim Frühstücken versuche ich mich gesund zu ernähren, mit Getreidebrei und Früchten starte ich in den Tag. Ich bin in der Früh ein Morgenmuffel, also gibt es fixfertigen Getreidebrei vom Reformhaus mit getrockneten Blaubeeren, aufgekochtem Wasser darüber und ein bisschen Mandelmilch für den Geschmack, das ist momentan mein Favorit.

Nach dem Frühstück suche ich meine Noppenhandschuhe. Die Noppenhandschuhe sind meine Helferlein, mit denen ich ohne großen Kraftaufwand mühelos und schnell meinen Kompressionsstrumpf anziehen kann. Jetzt schlüpfe ich in meine Klamotten, die ich gestern schon vorbereitet habe. Beim Zähneputzen stehe ich mal auf Zehenspitzen, dann auf der Ferse, mal auf einem Bein, dann auf dem anderen. Ich versuche immer wieder, die Entstauungsgymnastik in kleinen Portionen in den Alltag einzubauen.

So, jetzt muss ich aber los in die Arbeit. Welches Fortbewegungsmittel nehme ich denn heute – Auto, Fahrrad oder Bus? Ich nehme das Fahrrad, soll es doch heute sehr heiß werden und der Fahrtwind kühlt dann so schön beim Nach-Hause-Radeln. Die Reservestrümpfe habe ich vorsichtshalber noch schnell eingepackt, da ich nach Dienstschluss gerne ins Freibad fahre, um ein paar Runden zu schwimmen.

Angekommen in der Arbeit, stelle ich mir einen Krug mit Wasser auf den Schreibtisch. Ich versuche, auch nach der Arbeit immer eine kleine Wasserflasche bei mir zu haben, und achte so auf meine Flüssigkeitszufuhr.

Endlich Feierabend! Heute gehe ich nicht mehr schwimmen, aber in den Supermarkt muss ich noch. Bevor ich losradle, sprühe ich meinen Beinstrumpf mit Pfefferminz-Hydrolat an, dieses kühlt meinen Strumpf und mein Bein. Bis ich zu Hause bin, ist mein Strumpf wieder trocken. Ich kaufe noch ein paar Kleinigkeiten zum Essen ein, dann radle ich beschwingt nach Hause.

Zu Hause angekommen, lagere ich meine Beine kurz hoch, das tut gut. Nachdem ich heute schon „Entstauungsgymnastik" beim Heimradeln gemacht habe, kann ich meine Nordic-Walking-Runde sausen lassen. Ich freue mich schon auf eine erfrischende Dusche. Die reichhaltige Hautcreme für den Abend (Anleitung im Kapitel Hautpflege zum Selbermachen) verfügt über den notwendigen Fett- und Feuchtigkeitsanteil. Die reichhaltige Creme am Abend wirkt reparierend für meine „strumpfgeplagte" Haut und fühlt sich herrlich an. Ich ziehe mir meine neue Tunika aus Leinen drüber. Während die Creme einzieht, gönne ich mir ein Glas Sommerspritzer auf der Terrasse. Ich lasse den Tag mit meinem Mann in einem gemütlichen Gespräch Revue passieren.

Ganz nebenbei lagere ich meine Beine hoch und mein Mann massiert mir meine Fußsohlen. Kein Märchen, das ist meine Realität. Und wenn sich mein Mann ab und zu weigert, mir Gutes zu tun, oder ich einmal allein zu Hause bin, nehme ich meinen Igelball. Da muss ich dann eben selbst auf der Fußsohle hin und her rollen. Angenehm ist es auf alle Fälle. Wie schnell ein Tag zu Ende geht ... Aber bevor ich ins Bett gehen kann, muss ich meinen neuen Nachtstrumpf anziehen. Ich bin so begeistert von diesem Nachtstrumpf. Durch die Cool-max-Funktion des Strumpfes entsteht nicht das Gefühl, als würde man einen schweren, warmen Klotz mit ins Bett nehmen. Ach so, mein Schatz ... Hmm naja, diesen Nachtstrumpf kann ich schnell wieder loswerden, einfach ausziehen. So aber jetzt gute Nacht oder was auch immer.

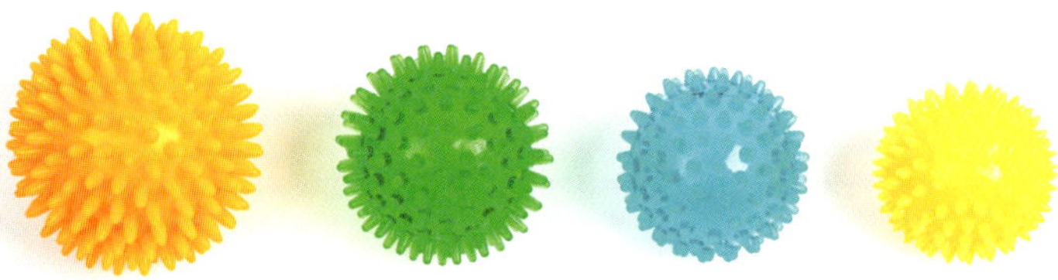

< TIPP 4: Tagesablauf bewusst machen

ÜBUNG

STRESSFREIER LYMPH-ALLTAG

Bei dieser Übung geht es darum, wie Sie den Tagesablauf lymphfreundlicher gestalten können.

Nehmen Sie ein Blatt Papier und falten Sie es längs. Schreiben Sie nun auf die linke gefaltete Seite Ihres Blattes die Tätigkeiten auf, die Sie während Ihres jetzigen Tagesablaufes gewohnt sind, beginnend beim Aufstehen bis zum Schlafengehen. Drehen Sie nun das Blatt um, so dass die rechte Seite beschriftet werden kann. Versuchen Sie einen lymphfreundlichen Tagesablauf zu beschreiben, erinnern Sie sich an die Tipps und Tricks aus den vergangenen Seiten. Beginnen Sie wieder mit dem morgendlichen Aufstehen bis zum Schlafengehen. Am Ende der Übung entfalten Sie das Blatt Papier und vergleichen beide Tagesabläufe.

Welche Unterschiede finden sich in Ihren beiden Tagesabläufen? Gibt es noch Punkte, die Sie optimieren können? Gibt es bestimmte Tätigkeiten oder Abläufe in Ihrem Alltag, mit denen Sie noch zu kämpfen haben? Sind Ihnen während der Übung eigene Lösungsvorschläge eingefallen? Gratuliere, dann sind Sie Ihrem Ziel auf dem Weg zum lymphfreundlichen Alltag wieder ein Stück nähergekommen! Zum Beispiel:

GEWOHNTER TAGESABLAUF	*LYMPHFREUNDLICHER* TAGESABLAUF
05:30 – Wecker läutet, aufstehen	Atemtherapie für ein paar Minuten, dann stehe ich auf
05:35 –Kaffee	1 Tasse Lymphtee, Kaffee etwas später
05:40 – Frühstück: Brot mit Marmelade	Getreidebrei oder Müsli mit Früchten und Honig
06:30 – Arbeitsweg mit dem Auto	Zu Fuß, mit dem Fahrrad

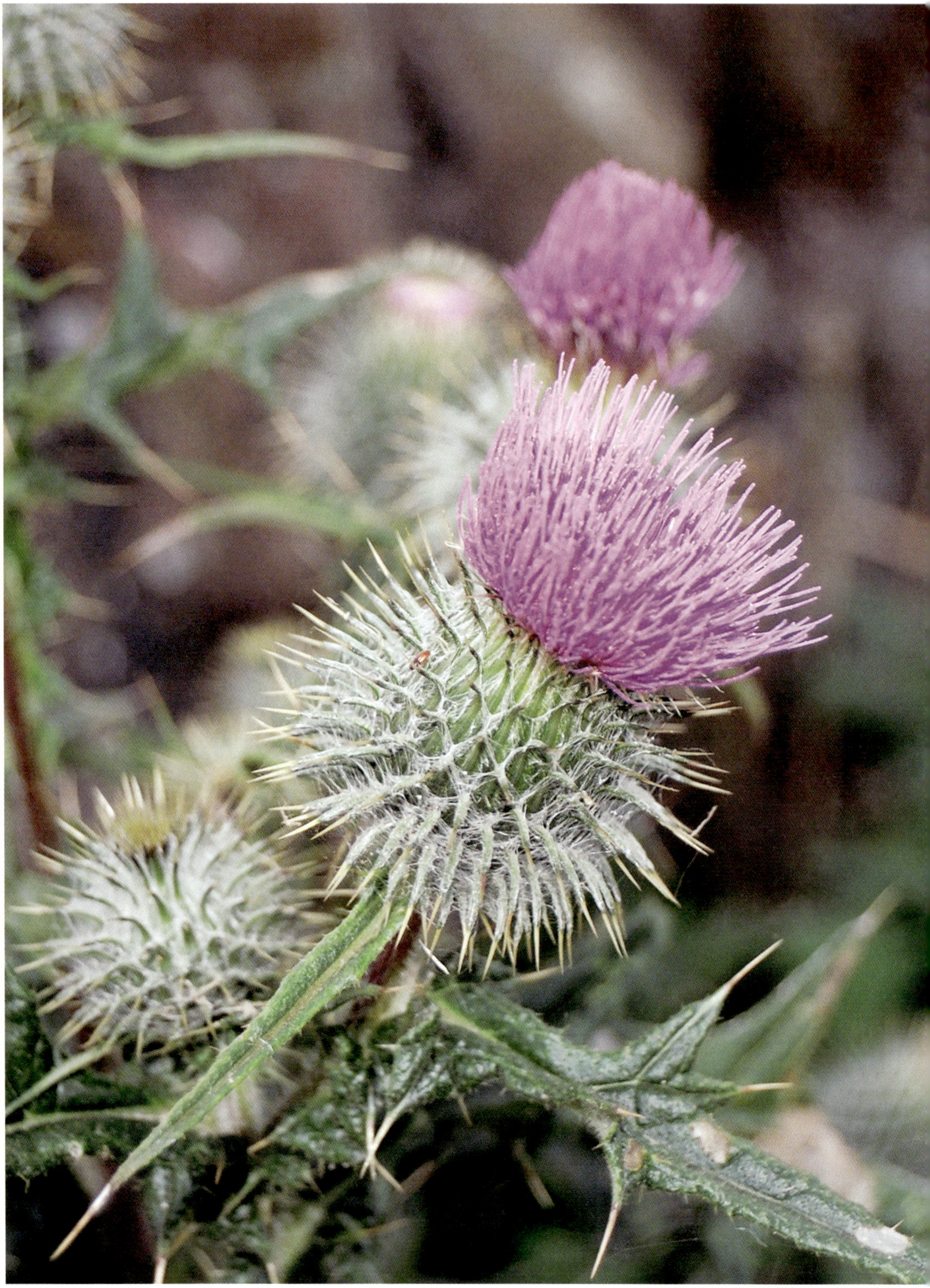

Komplikation beim Lymphödem

Um in die Thematik der Alltagsprobleme weiter eintauchen zu können, möchte ich eine wichtige medizinische Komplikation beim Lymphödem vorerst erklären.

Während des Schreibens ist immer wieder der Rotlauf (Wundrose, Erysipel) als Komplikation in Zusammenhang mit dem Lymphödem in meinen Recherchen aufgetaucht. Um diese Komplikation in der Folge genauer erläutern zu können, möchte ich zuerst in Patientensprache die Stadien des Lymphödems kurz skizzieren.

Lymphödem

Das Lymphödem ist ein Rückstau der Lymphflüssigkeit im Gewebe, der sichtbar (Schwellung) und tastbar (eindrückbare Delle) ist. Ganz einfach erklärt, wird das Lymphödem in ein primäres Lymphödem, das angeboren ist, und in ein sekundäres Lymphödem eingeteilt. Letzteres kann nach einem operativen Eingriff mit Entfernung der Lymphknoten, nach Bestrahlungen und nach starken Traumata auftreten. Es gibt 4 Stadien bei der Einteilung des Lymphödems.[3]

Stadium 0

In diesem Stadium besteht bereits eine Funktionseinschränkung der Lymphgefäße. Die Transportkapazität reicht noch für die Bewältigung der anfallenden Lymphlast. Es liegt optisch kein Ödem vor.

Hinweis: Es ist kein Kompressionsstrumpf notwendig.

3 vgl. Földi, Földi, 1999

Stadium 1

Ein Ödem ist vor allem abends sichtbar. Eine Delle lässt sich leicht erzeugen und die Beschaffenheit des Ödems ist weich.

Hinweis: Eine Kompressionsversorgung ist nach Absprache mit dem Arzt notwendig.

Stadium 2

Das Ödem ist jetzt ständig vorhanden. Die Beschaffenheit des Ödems wird zunehmend fester, eine Delle lässt sich nicht mehr oder nur durch starken Druck erzeugen.

Hinweis: Die Kompressionsversorgung ist unumgänglich, da das Ödem sich Richtung Stadium 3 bewegt.

Stadium 3

Das Ödem ist ständig vorhanden, es kommt zu zusätzlichen Hautveränderungen. Warzenähnliche Gebilde (Papillomatosen), kleine Bläschen (Zysten) oder Hautöffnungen (Fisteln).

Hinweis: Aufgrund der Ausbuchtungen der Haut bei dieser Form des Ödems ist eine fachgerechte Kompressionsversorgung unumgänglich. Eine Kompressionsversorgung mit Kompressionsstrumpf ist erst nach der fachgerechten Komplexen physikalischen Entstauungstherapie (KPE) sinnvoll.[4]

---

4 vgl. Földi, Kubik, 1999

Der Rotlauf

Beim Rotlauf (Wundrose, Erysipel) handelt es sich um eine durch Streptokokken (Bakterien), seltener durch Staphylokokken (Bakterien) verursachte Infektion. Die Symptome können Kopfschmerzen, Schmerzen im Bereich des Rotlaufs, Schüttelfrost, Übelkeit und hohes Fieber sein. Der Bereich des Ödems, in dem der Rotlauf auftritt, ist gerötet, überwärmt, angeschwollen und es können sich sogar Blasen bilden.

Wie kann ein Rotlauf entstehen?

Jede minimale Verletzung ist eine Eintrittspforte für die oben genannten Bakterien. Gelangen diese Bakterien nun über diese Wunde in den Körper, kann es zu einem Rotlauf kommen. Bei Verdacht auf einen Rotlauf suchen Sie SOFORT Ihren Arzt auf. Die Therapie der Wahl ist ein entsprechend dosiertes Antibiotikum.[5] Dementsprechend ist es unumgänglich, in Ihrem Alltag mit dem Lymphödem auf eine besondere Hygiene und Hautpflege zu achten. Tätigkeiten wie Gartenarbeit, Putzen oder andere manuelle Arbeiten, welche der Haut schaden oder sie austrocknen können, sollten folglich nur mit entsprechenden Schutzmaßnahmen durchgeführt werden.

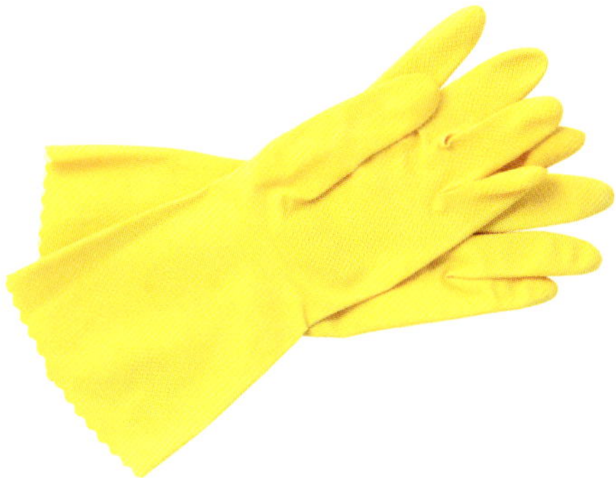

5 vgl. Földi, Földi, 1999

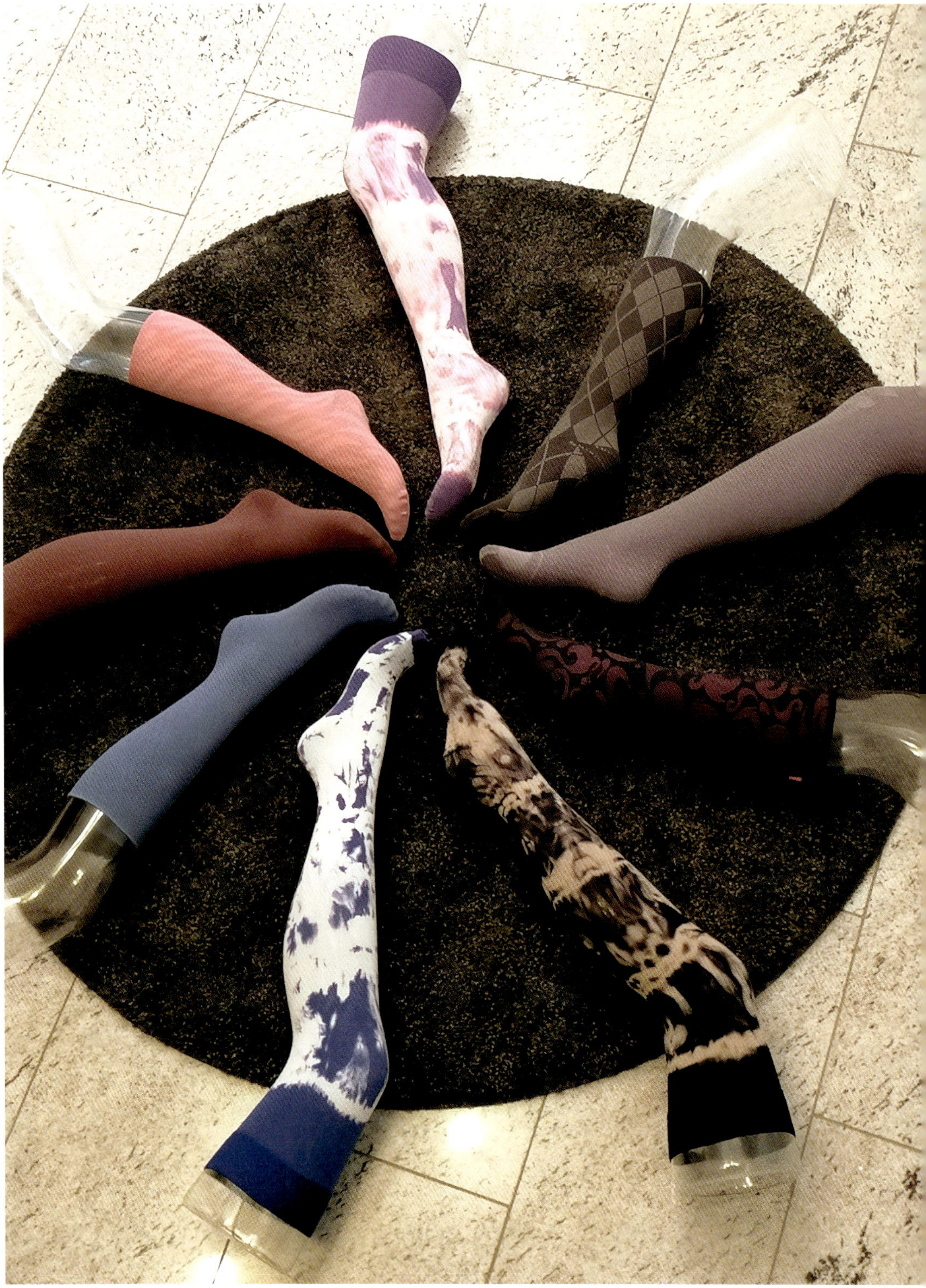

Kompressionsstrumpf

Nach der Rehabilitation ist es wichtig, eine Kompressionsversorgung mit gutem Tragekomfort zu haben, damit sich keine Druckstellen und Scheuerstellen bilden können und um das Volumen des Ödems zu *halten*. Der Flachstrickkompressionsstrumpf wird während der Rehabilitation vom Arzt verordnet und von einem erfahrenen Bandagisten angemessen. Nachdem der Strumpf *gestrickt* wurde, bekommen Sie Ihren *maßgefertigten* Kompressionsstrumpf.

Medizinische Kompressionsstrümpfe unterscheiden sich von kosmetischen Strümpfen auch dahingehend, dass diese einen zusätzlichen elastischen *Schussfaden* mitgestrickt haben. Diese Kombination aus unterschiedlicher Maschengröße und veränderter Vorspannung des *Schussfadens* ermöglicht eine genau definierte Druckreduktion z. B. bei einem Beinstrumpf von den Zehen zum Oberschenkel hin abnehmend. Diese Druckreduktion eines medizinischen Kompressionstrumpfes wird in der Maßeinheit mm Hg (Millimeter Quecksilbersäule) angegeben.

Welche Kompressionsklasse und welche Strumpfversorgung für Ihr Lymphödem passend sind, bespricht Ihr zuständiger Arzt mit Ihnen und verordnet Ihnen diese, abgestimmt auf Ihr Krankheitsbild. Beachten Sie die Pflegehinweise auf Ihren Strümpfen. Sie sollten diese *nicht* in den Trockner geben und nicht über dem Heizkörper trocknen.

Sie bekommen 2 Kompressionsversorgungen vom Arzt verschrieben, so haben Sie immer einen Strumpf zum Tragen, während der andere gewaschen wird oder gerade trocknet.

Die Hersteller von medizinischen Strümpfen haben in den letzten Jahren sehr viel Know-how in die Optik und Funktionalität der Kompressionsstrümpfe gesetzt. Es gibt kreative, modische Flachstrickstrümpfe mit Augenmerk auf den höchsten Tragekomfort. Fragen Sie auch in Ihrem Sanitätshaus des Vertrauens oder in Ihrer Selbsthilfegruppe nach, welche Neuerungen es im Bereich der medizinischen Kompressionsstrümpfe gibt.

Besuchen Sie die Kongresse, die in Österreich, Deutschland und in der Schweiz stattfinden. Hier sind viele Hersteller für medizinische Kompressionsstrümpfe vertreten. Sie können sich selbst ein Bild über die Neuigkeiten auf dem Markt für medizinische Kompressionstrümpfe machen. Fachspezifische Vorträge und Workshops zum Thema Lymphödem, werden von Ärzten und Therapeuten bei diesen Kongressen auf hohem Niveau angeboten.

< TIPP 5: Kongresse besuchen

Die medizinischen Kompressionsstrümpfe sind fixer Teil der täglichen Bekleidung. Modetrends und Kompressionstrümpfe in Einklang zu bringen frustriert viele Patienten und führt sehr oft zur Resignation. Dies ist im Rahmen meiner Masterthesis *Probleme im Alltag mit dem Lymphödem* deutlich geworden. Ich habe in dieser Arbeit Frauen zwischen 21 und 70 Jahren befragt, was ihnen im täglichen Umgang mit dem Lymphödem am meisten Probleme bereitet. Die Schwierigkeit, geeignete Kleidung und auch Schuhe zu finden, wurde als größtes Problem angegeben.

Bekleidung

Das Problem, geeignete und tragbare Bekleidung in den Geschäften zu finden, wird Ihnen bereits bekannt vorkommen. In meiner Masterthesis wurde durch einen von mir verfassten Fragebogen eruiert, in welchen Bereichen des Alltages die Patientinnen (es wurden nur Frauen befragt) am meisten zu kämpfen haben. Der Punkt der Bekleidung wurde mit dem höchsten Prozentsatz an Problemen angegeben. Die Patientinnen fühlen sich *alleine* gelassen mit diesem Anziehproblem und sind sehr häufig mit der Frage nach geeigneten Stoffen, Schnitten und Materialien konfrontiert, um das Lymphödem gut zu kaschieren und sich selbst vor allem wohlzufühlen.

Lösungen und Beispiele im textilen Alltag

Was ziehe ich an, wenn ich ein Armlymphödem habe?

Je nach Stadium des Lymphödems ist der Aspekt des Kaschierens mehr oder weniger wichtig für Sie.

- Mit Stadium 0 bis 1 Lymphödem können Sie *normale* Kleidung tragen, da der Arm durchaus in Modeartikel von der Stange passt.
- Wenn Sie Stadium 2 bis 3 des Lymphödems haben, dann bekommt der Aspekt des Kaschierens eine wichtigere Bedeutung. Bevorzugen Sie luftdurchlässige Stoffe wie Leinen im Sommer. Leinen ist eine Naturfaser, fühlt sich angenehm kühl an beim Tragen, kann Feuchtigkeit gut aufnehmen und trocknet schnell.

< TIPP 6:
Bevorzugen Sie Leinen im Sommer

Für den Winter werden Sie aufgrund des Tragens des Kompressionsstrumpfes weniger warme Oberbekleidung benötigen, dies gilt auch für die Beinversorgung. Capes in allen Variationen, Carmen-Blusen sowie Tuniken und T-Shirts mit Trompetenärmeln können wunderbar mit dem Armstrumpf kombiniert werden.

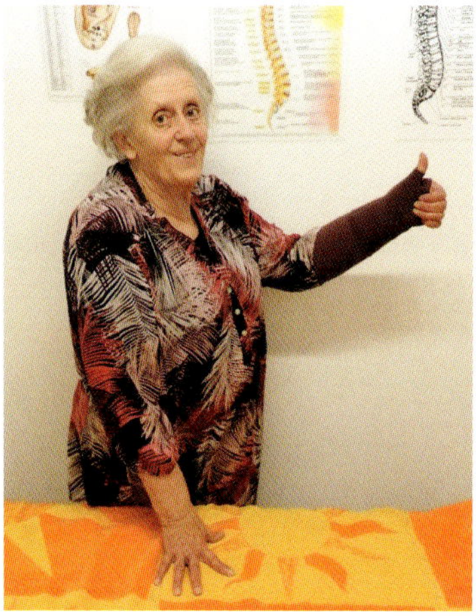

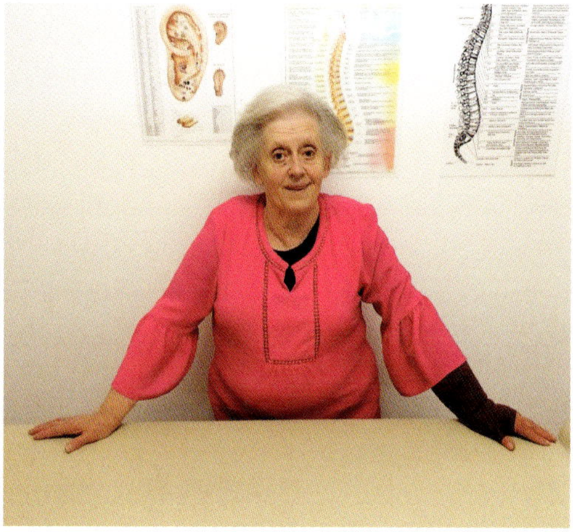

Was ziehe ich an, wenn ich ein Beinlymphödem habe?

Röcke in allen Varianten und Kleider, vor allem knöchellang, sind angenehm zu tragen und kaschieren den Kompressionsstrumpf. Greifen Sie bei den Hosen bevorzugt zu weiten Modellen oder Jeans mit Boot-Cut-Schnitten und hohem Stretchanteil. Auch Marlene-Hosen oder Bali-Hosen eignen sich gut zum Kaschieren. Von Vorteil sind Hosen und Röcke mit hohem Bund (High Waist), diese erleichtern das Tragen einer Kompressionsstrumpfhose darunter.

Die Kompressionshosen haben den kleinen Nachteil, dass sie sich gerne am Leibteil einrollen. Durch einen höheren Bund bei Hose oder Rock hat die Kompressionshose einen leichten Gegendruck, wodurch der Leibteil der Kompressionshose besser am Platz bleibt. Sie können den Kompressionsstrumpf passend zum Ton Ihrer Kleidung wählen, sodass er optisch mit dem Outfit verschmilzt. Wenn Sie Farben mögen, dann gibt es mittlerweile eine Vielzahl an Farben und Mustern bei den medizinischen Kompressionsstrümpfen, die Sie mit jedem Outfit kombinieren können, ganz nach Ihrem Geschmack.

Die Schuhe als wichtiges Kleidungsstück sollten keine Druckstellen verursachen und eine geeignete Weite im Vorfußbereich bieten. Es gibt bereits Schuhfirmen, die verschiedene Breiten für den Vorfuß anbieten, dies wird als Schuhweite bezeichnet. Die Schuhweiten werden für Erwachsene von Schuhweite E bis Schuhweite M eingeteilt, wobei hier die Schuhweite E für schmale Füße und die Schuhweite M für extrabreite Füße passt. Anbieter wie Ara, Gabor, Lloyd, Paul Green, Ugg, Waldläufer, Vamos, Solidus, Semler Naturläufer und Goldkrone bieten unterschiedliche Weiten bei den Schuhmodellen an.[6]

Ein Schuh mit Dämpfung oder mit einem ergonomisch vorgeformten Fußbett kann die Stoßfunktion auf die Gelenke im Körper während des Gehens verringern. Dies hat auf den gesamten Körper eine positive Auswirkung. Haben Sie bereits Probleme mit schmerzenden Füßen, dann fragen Sie einen Orthopäden, ob Sie bereits Einlagen benötigen. Selbsthilfegruppen bieten hier ebenfalls eine gute Möglichkeit zum Erfahrungsaustausch.

6 vgl. Schuhbreitenrechner: https://www.blitzrechner.de/schuhbreite/ abgerufen am 05.04.2020

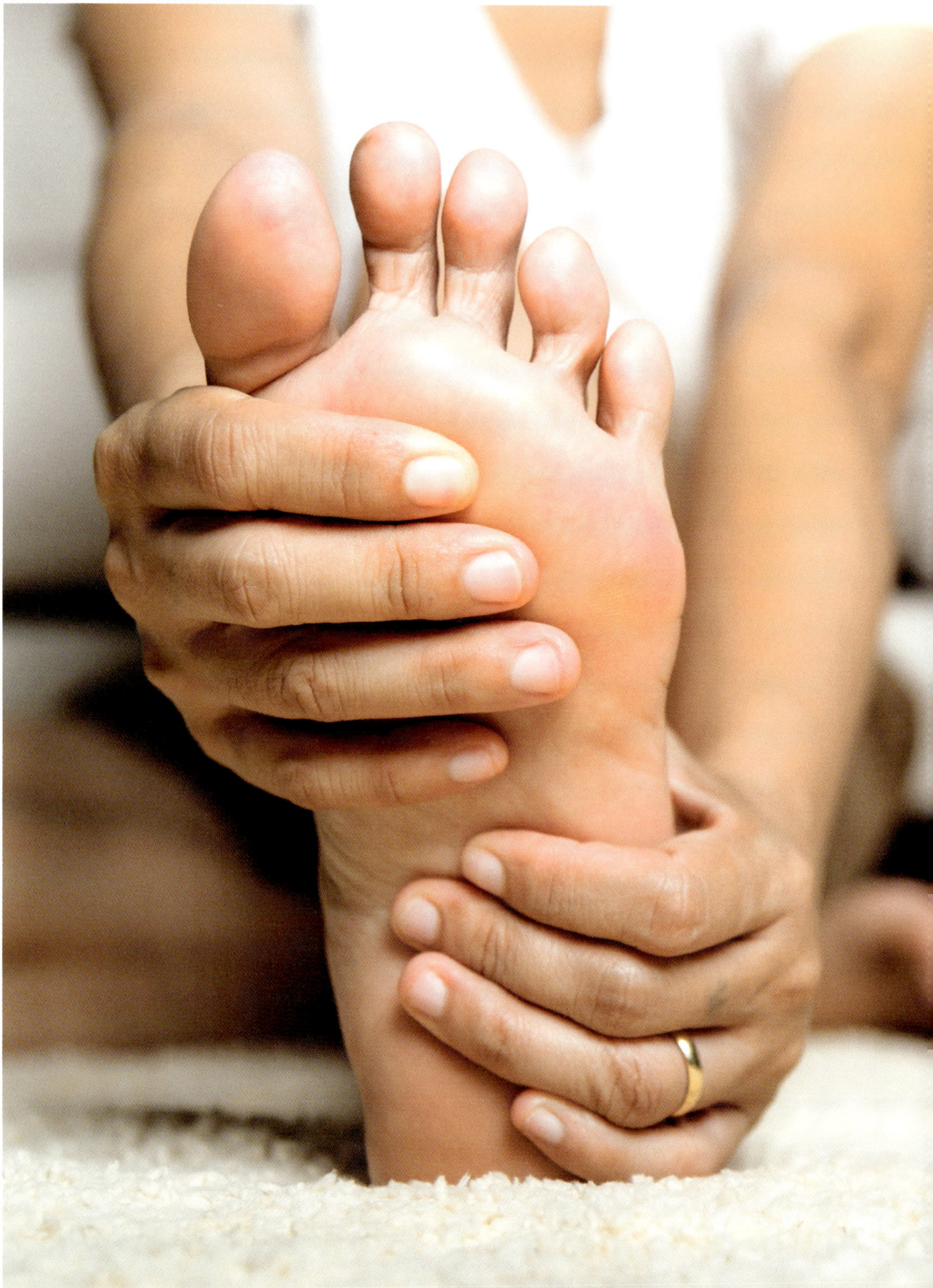

Probleme mit dem Bewegungsapparat

In der Folge erläutere ich Ihnen hier die häufigsten Probleme am Bewegungsapparat, die im Zusammenhang mit der Diagnose Lymphödem auftreten können. Ich beziehe mich hier auf das Wissen aus meiner Tätigkeit als Physiotherapeutin im lymphologischen Bereich.

Müde, schmerzende Füße

Die Fußmuskulatur leidet sehr oft, da die notwendige Kompression des Strumpfes das Quergewölbe des Fußes zusammendrückt. Die Zehen haben ständig Material eng an eng. Das Gewicht des Beines mit Lymphödem führt zur vermehrten Belastung von Quer- und Längsgewölbe des Fußes. Die Fußmuskulatur wird schwach und Fußfehlstellungen können sich dadurch entwickeln.

Übungen für die Fuß- und Zehenmuskulatur sind für Sie sehr wichtig, um Muskelschwächen, Fußfehlstellungen und folglich Schmerzen im Fußbereich entgegenzuwirken. In der Folge finden Sie zwei Übungen zum Aktivieren der Fußmuskulatur.

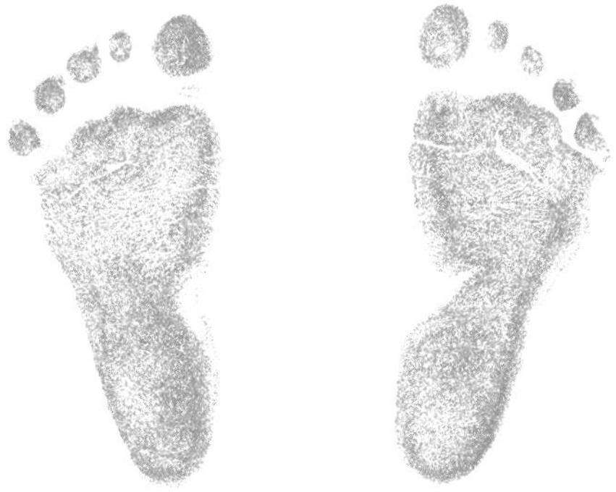

ÜBUNG

DIE RAUPE

Ausgangsstellung: Sitz am Sessel, Socken (damit rutscht man leichter). Stellen Sie die Füße auf den Boden. Versuchen Sie, einen Fuß nach vorne zu bewegen, wie eine Raupe, die sich nach vorne zusammenschiebt und wieder lang macht. Beginnen Sie damit, die Zehen aufzustellen und den Fuß nach vorne zu ziehen. Lassen Sie die Raupe auch rückwärts kriechen. Nun versuchen Sie die Übungen mit dem anderen Fuß.

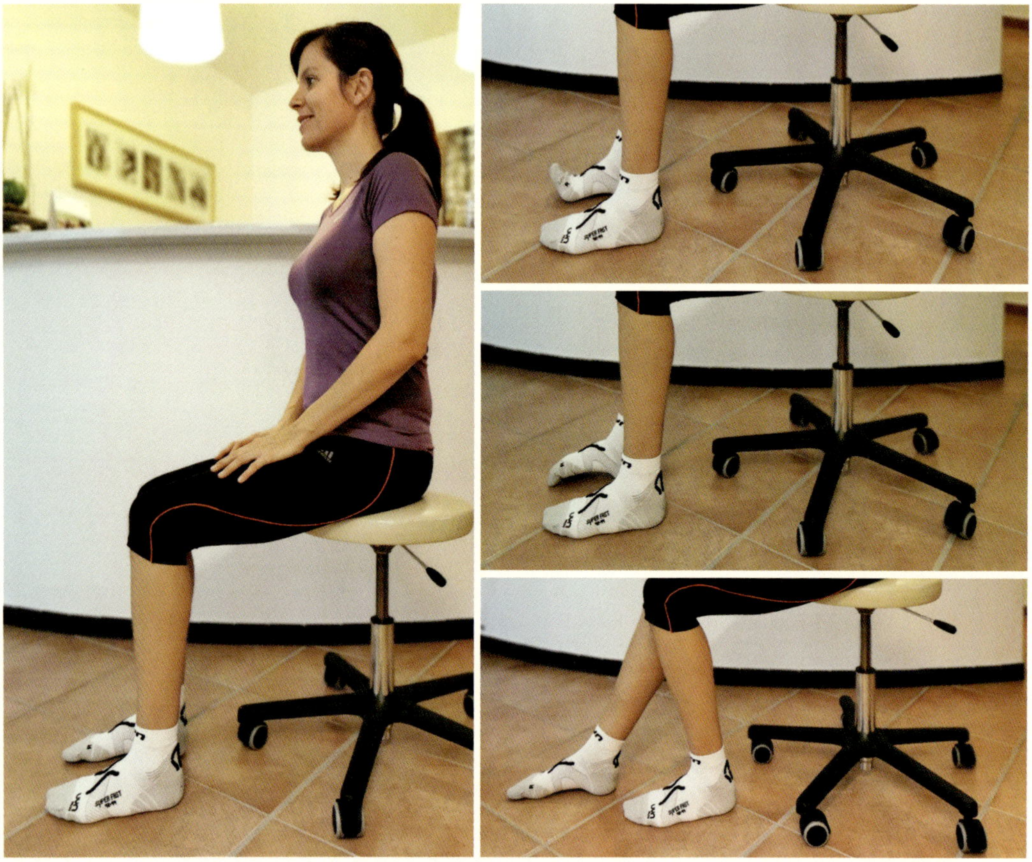

DER IGEL

Ausgangsstellung: Sitz am Sessel, barfuß. Stellen Sie die Füße auf den Boden. Legen Sie den Igelball (kleinerer Durchmesser) unter den vom Lymphödem betroffenen Vorfuß, die Ferse bleibt am Boden. Versuchen Sie nun, den Igelball mit den Zehen zu greifen und hochzuheben. Wiederholen Sie die Übung auch mit dem anderen Fuß. Wenn es nicht auf Anhieb funktioniert, nicht verzagen. Die Fußmuskulatur wird dadurch in jedem Fall trainiert und mit einem regelmäßigen Training werden sich Erfolge zeigen.

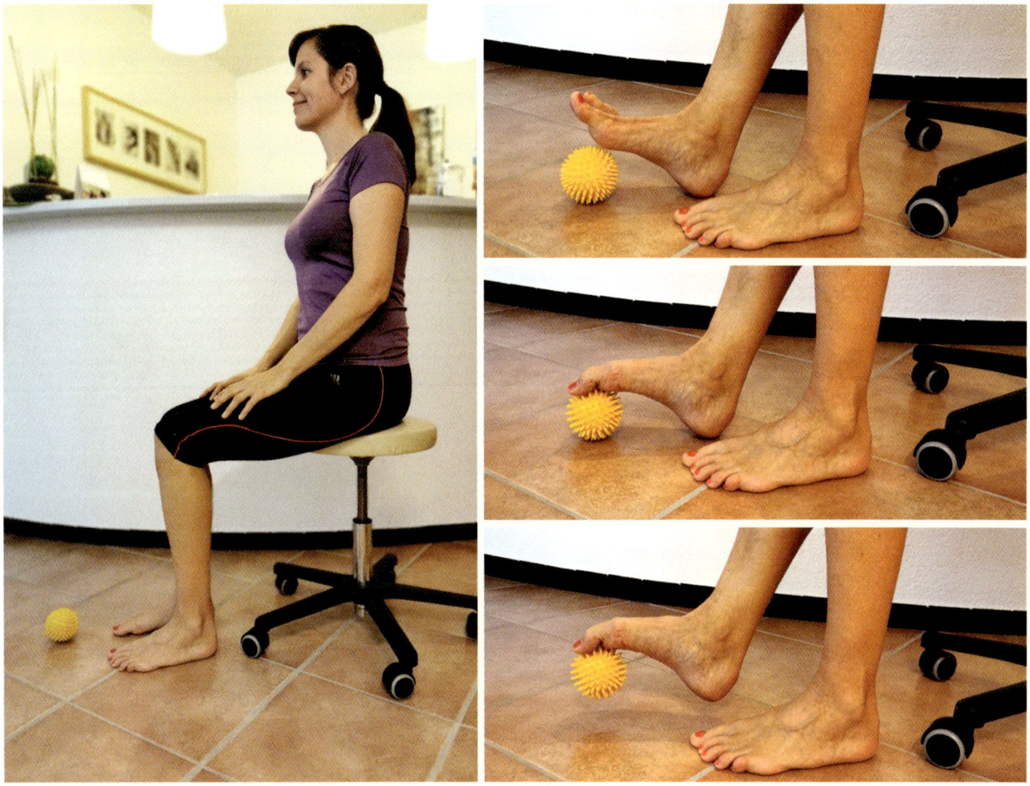

Die einfachste Übung für die Fußmuskulatur ist es, so oft wie möglich am Tag die Schuhe zu wechseln oder zu Hause anstatt mit Schuhen mit Stopper-Socken herumzulaufen.

< TIPP 7: Schuhe so oft wie möglich wechseln und Stopper-Socken tragen

Das aktive Üben mit der Fußmuskulatur ist unumgänglich, da Einlagen vom Orthopädietechniker zwar das Verschlechtern der Fußfehlstellung verhindern können, aber bestehende Fehlhaltungen nicht ohne Üben wieder besser werden können. Bei Kindern werden Einlagen ab einem Alter von 10 Jahren empfohlen, da sich diese im Wachstum befinden und Korrekturen der Fußfehlstellung möglich sind. Da das Lymphödem im jugendlichen Alter eine Ausnahmesituation darstellt, ist ein Gespräch mit Ihrem Orthopäden bezüglich Einlagen empfehlenswert. Beim Erwachsenen sind Einlagen lediglich erhaltend, das heißt die Einlagen verhindern ein Schlechterwerden der Fußfehlstellung, können aber keine aktiven Korrekturen mehr bewirken. Daher ist es im Erwachsenenalter wichtig, die oben angeführten Übungen durchzuführen, damit die Fußmuskulatur trainiert wird und Beschwerden ausbleiben. Der Fuß ist das Fundament des Körpers. So wie ein Haus ein gutes Fundament braucht, um gerade zu stehen, so braucht der Mensch eine gesunde Fußmuskulatur als Basis, damit es in den anderen Gelenken (Knie, Hüfte) bis hin zur Wirbelsäule nicht zu Haltungsschäden kommt. Dies kann bis hin zum Spannungskopfschmerz aufgrund von Fußfehlstellungen führen. Informieren Sie sich darüber, ob Sie eine Fußfehlstellung haben. Ein Orthopäde kann dies feststellen und Ihnen geeignete Einlagen verordnen.

Überlastete Hand- und Armmuskulatur

Patienten mit Armlymphödem klagen oft über Schmerzen im Daumensattelgelenk durch die Druckstelle des Strumpfes in diesem Bereich. Weiters ist das Anziehen des Arm- oder Beinstrumpfes herausfordernd für die Hand- und Armmuskulatur.

Sehnenscheidenentzündung

Durch die ungewöhnliche Belastung der Hand- und Armmuskulatur kommt es häufig zur Entwicklung einer schmerzhaften Sehnenscheidenentzündung. Im akuten Zustand der Entzündung ist es für Sie wichtig, einen Arzt aufzusuchen. Dieser entscheidet dann, ob Sie eine Orthese (Schiene) oder eine Stützbandage benötigen. Diese vorübergehende Ruhigstellung lässt die Entzündung schneller abklingen und chronische Beschwerden werden damit minimiert.

TOPFENWICKEL

Zur Selbsthilfe hat sich der Topfenwickel als altes Hausmittel bewährt.

Die Anwendung ist einfach: Sie brauchen Topfen, eine Küchenrolle oder ein Leinentuch und eine Bandage oder Mullbinde zum Fixieren.

- Schneiden Sie die Küchenrolle passend zu und legen Sie diese auf die schmerzende Stelle.
- Tragen Sie darauf den Topfen gleichmäßig auf und geben Sie darüber wieder eine Lage Küchenrolle.
- Fixieren Sie den Umschlag mit einer Mull- oder Kurzzugbinde und tragen Sie diesen so lange, bis der Topfen bröckelig wird bzw. der kühlende Effekt nicht mehr gegeben ist. Das dauert üblicherweise ca. 30 Minuten. Die Entzündung wird gelindert und kann so schneller wieder abheilen.

ÖLMISCHUNG BEI SEHNENSCHEIDENENTZÜNDUNG

Eine weitere Hilfe bei Sehnenscheidenentzündung bietet auch die folgende Mischung [7]:

- Vermischen Sie 20 ml Johanniskrautöl mit folgenden ätherischen Ölen: 3 Tropfen Cajeput, 1 Tropfen Lavendel fein und 3 Tropfen Grapefruit.
- Die Mischung immer wieder an der schmerzenden Stelle einmassieren.

Aufgepasst: Mit Johanniskraut auf der Haut nicht an die direkte Sonne gehen.

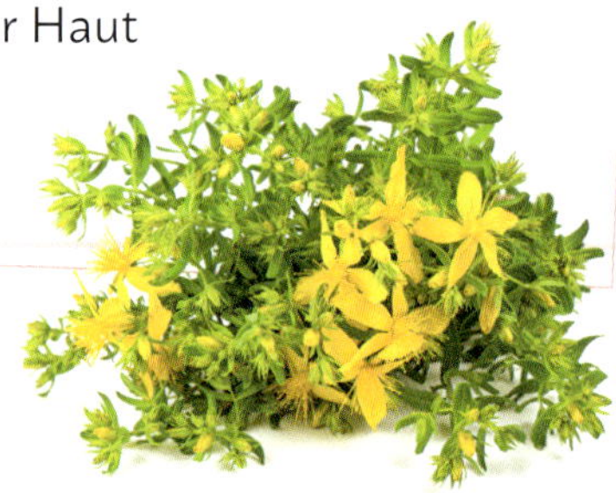

Um das Risiko einer Sehnenscheidenentzündung zu minimieren, gibt es ein Hilfsmittel vom Sanitätshaus. Eine An- und Ausziehhilfe erleichtert den Vorgang des An- und Ausziehens und schont somit Bänder, Sehnen und Gelenke im Hand-Arm-Bereich. Fragen Sie in Ihrem Sanitätshaus des Vertrauens nach und lassen Sie sich die Anwendung der An- und Ausziehhilfe für Ihren Kompressionsstrumpf erklären.

< TIPP 8:
An- und Ausziehhilfe verwenden

7 vgl. Kleindienst-John, 2015

Magnesiumölspray

Bei überbeanspruchter Muskulatur dient ein Magnesiumölspray als mögliche Selbsthilfe. Der Magnesiumölspray besteht aus einer gesättigten Magnesiumchlorid-Lösung, die sich, auf der Haut aufgetragen, ölig anfühlt. Der Spray wird direkt auf die Haut gesprüht. Überlastete Muskeln oder krampfende Muskeln können so gut mit Magnesium versorgt werden. Dies führt zu einer Entspannung der Muskulatur, Krämpfe lassen nach.

> *Nebenwirkung:* Ein kribbelndes Gefühl kann nach dem Auftragen des Magnesiumsprays vorübergehend auftreten, dies vergeht meist nach 10 Minuten. [8]

Handmassage

Für die überlastete Muskulatur ist die Handmassage eine schnelle und gute Selbsthilfe. Sie benötigen ein Massageöl (Rezept siehe unten) und ein Handtuch. Nehmen Sie eine walnussgroße Menge an Öl und verteilen Sie dieses auf beiden Händen. Massieren Sie die einzelnen Finger, Fingerzwischenräume, die Handfläche und den Handrücken bis zum Handgelenk mit dem Öl ein. Versuchen Sie nun denselben Ablauf mit etwas mehr Druck. Verbleiben Sie an Stellen, die sich verspannt anfühlen, und führen Sie dort kreisende Bewegungen in die Tiefe durch. Bei akuten Schmerzen dürfen Sie *keine* Handmassage anwenden. Die Dauer sollte ca. 5 Minuten betragen, denn dann haben Sie das Gewebe gut durchblutet. Eine gute Durchblutung bedeutet eine entspannte Muskulatur. Aufgepasst: Wenn Sie ein Armlymphödem haben, ziehen Sie danach den Kompressionsstrumpf wieder an, da eine vermehrte Durchblutung auch eine vermehrte Lymphlast zur Folge hat!

---

8 vgl. Magnesiumöl: https://magnesium-health-institue.org/#transderaml oder https://www.zechstein-magnesium-oil.com/de/faq abgerufen am 05.02.2020

HANDMASSAGEÖL – BASIS-ÖL nach Ingrid Kleindienst-John

- 30 ml Mandelöl
- 2 Tropfen Palmarosa
- 1 Tropfen Lavendel fein
- 4 Tropfen Grapefruit

· Das Mandelöl wirkt pflegend, Palmarosa wirkt positiv auf die gestresste Haut ein, Lavendel beruhigt und das ätherische Öl der Grapefruit schenkt Hilfe bei der Entstauung und außerdem Lebensfreude.

HANDMASSAGEÖL – LUXUSVARIANTE

nach Ingrid Kleindienst-John

- 30 ml Mandelöl oder Traubenkernöl
- 2 Tropfen Rose
- 1 Tropfen Neroli (Orangenblütenöl)
- 1 Tropfen Ho-Blatt
- 4 Tropfen Orange süß

· Die Rose hat einen hohen Gehalt an ungesättigten Fettsäuren, pflegt besonders trockene, empfindliche und reife Haut. Neroli zeigt eine hohe antibakterielle Wirkung und ist ein wohlriechendes, exklusives ätherisches Öl. Das Ho-Blatt hat stark hautpflegende Eigenschaften, ist durchblutungsfördernd, stärkt und festigt das Bindegewebe. Orange süß ist hautpflegend und entspannend.

· Kühl und trocken (nicht im Kühlschrank) am besten in einer dunklen Glasflasche aufbewahrt, halten die beiden Ölmischungen 3–4 Monate.

Kinesiotape

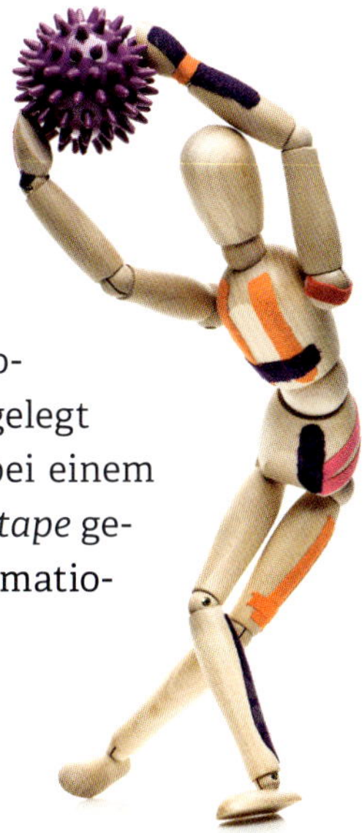

Ein Kinesiotape kann von Ihrem Physiotherapeuten oder Masseur, richtig angelegt, die verspannte und überlastete Hand- und Armmuskulatur entspannen sowie das überlastete Daumensattelgelenk stützen. Das Kinesiotape nimmt über die Hautrezeptoren Einfluss auf Muskeln, Bänder und Körperfunktionen. Es besteht aus Baumwollgewebe, ist elastisch und hat an der Unterseite einen Acrylkleber zum Aufbringen auf die Haut. Das Kinesiotape hat keinerlei Wirkstoffe, einzig die Technik, wie es angelegt wird, bestimmt die Funktion bzw. die Wirkung. Speziell bei einem Lymphödem gibt es eine Anlage (Klebetechnik), die *Lymphtape* genannt wird. Zum Thema Lymphtape finden Sie nähere Informationen auf Seite 66.

Nebenwirkung: Hautreaktionen können auftreten, wie leichte Blasenbildung und Juckreiz. Aus meiner 20-jährigen beruflichen Praxis kann ich nur von 3 Patienten berichten, die das Kinesiotape nicht vertrugen. Dies merkten die Patienten innerhalb der ersten halben Stunde. Das Tape konnte ohne Nebenwirkungen, wie Blasenbildung, entfernt werden, lediglich eine leichte Rötung war sichtbar, diese verschwand nach einem Tag.

Nachteil: Während des Tragens des Kinesiotapes im Daumensattelgelenksbereich können Sie die medizinische Kompressionsversorgung im Finger- und Handbereich nicht anwenden. Bis zur Besserung der Beschwerden kann Ihr Therapeut eine Bandage anbringen. Von Vorteil ist hier ein Armstrumpf, der einen separaten Finger- und Handstrumpf hat.

Beckenbodenschwäche

Der Begriff Beckenbodenschwäche umfasst Probleme im gesamten Beckenboden, dem die Blase, die Gebärmutter und der Dickdarm zugeordnet sind. Die Beckenbodenschwäche kann durch Geburten und Operationen am Unterleib entstehen. Sämtliche Organe haben ihren Platz im Bauchraum und sind über Faszien miteinander verbunden. Durch eine Geburt oder durch einen operativen Eingriff mit Entfernung eines der Organe im Bauch- bzw. Beckenbereich kann es zu Rückenschmerzen und bzw. oder Beckenbodenschwäche kommen.

Versuchen Sie sich zu merken, in welchen Situationen und seit wann Harn oder Stuhl unfreiwillig abgeht. Mit dem Aufschreiben dieser *Ereignisse* können Sie sich später in einem Arztgespräch besser erinnern. In welchen Situationen besteht ein unfreiwilliger Harnabgang oder Stuhlabgang (Husten, Niesen, Laufen, bei Erschütterungen, Bergabwärtsgehen ...) Ist die Situation so, dass Sie plötzlichen Harndrang oder Stuhldrang verspüren und nicht mehr, oder nur fast, die Toilette erreichen? Verspüren Sie einen Druck nach *unten* und haben zusätzlich ziehende Schmerzen im Becken, Kreuz oder eine eingeschränkte Beweglichkeit im Bereich der Lendenwirbelsäule? Was können Sie tun? In erster Linie ist ein Befund in Form eines Gespräches und einer Untersuchung mit einem Gynäkologen (Frauen) oder Urologen (Männer) empfehlenswert. Es wird dann gemeinsam mit Ihnen entschieden, welche zusätzlichen Untersuchungen notwendig sind, um schlussendlich mit Ihnen ein Therapiekonzept zu erstellen.

In weiterer Folge wird Ihr Arzt Sie zu einem Physikalischen Institut, einem Physiotherapeuten oder zu einer Hebamme schicken, die eine Spezialisierung in dem Fachbereich Beckenbodentraining haben.

Welche Therapien gibt es?

Um den Beckenboden trainieren zu können, benötigen Sie ein gutes Körpergefühl und Geduld. Der Physiotherapeut oder die Hebamme kann Sie anleiten, den Beckenboden zu trainieren. Sie begleiten Sie während der Zeit des selbstständigen Übens, korrigieren, wenn etwas falsch erlernt wird, und motivieren Sie, dabei zu bleiben, auch wenn es viel Geduld benötigt. Aufgrund eines genauen Befundes, Ihrem Beschwerdebild angepasst, wird bezüglich der Miktion (Harnlassen) und der Defäkation (Stuhlabsetzen) ein individuelles Therapieprogramm zusammengestellt. Aus dem Bereich der Elektrotherapie gibt es Therapiegeräte, um Beckenbodenbeschwerden mit entsprechenden elektrischen Impulsen zu unterstützen und zu trainieren. Hier wird je nach Beschwerdebild eine Vaginalelektrode oder eine Analelektrode verwendet, um die Muskulatur des Beckenbodens kontrolliert über Monitor trainieren zu können. Das Monitoring erleichtert Ihnen das Anspannen und Entspannen des Beckenbodens, da durch die zuvor eingeführte Elektrode die Muskelarbeit für Sie visuell sichtbar ist und das Trainieren enorm erleichtern kann. Beckenbodentrainingsgeräte gibt es mittlerweile auch für die Anwendung zu Hause. Fragen Sie Ihren Therapeuten, ob er Ihnen eine Empfehlung dazu geben kann. Patienten mit vorangegangenen Entfernungen der Bauchorgane (Gebärmutter, Eierstöcke oder Teile des Darms usw.) und der Lymphknoten brauchen zusätzlich zur Therapie des Lymphödems ein für sie abgestimmtes Beckenbodentraining. Das Beckenbodentraining ist für jede Frau und jeden Mann auch ohne Beschwerden empfehlenswert, um den Beckenboden fit zu halten. Hier finden Sie nun drei Übungen, die Sie ohne viel Aufwand in den Alltag integrieren können.

< TIPP 9:
Beckenbodenübung in den Alltag integrieren

AMPELÜBUNG

Von oben ist unser Bauchraum begrenzt vom Zwerchfell und von unten durch den Beckenboden. Um unsere „Bodenplatte“, den Beckenboden, zu schützen und fit zu halten, ist es wichtig, ihn „richtig“ zu trainieren. Da Muskeln ein regelmäßiges Training brauchen, um gut zu funktionieren, ist es auch für den gesamten Beckenboden wichtig, kleine Übungen regelmäßig durchzuführen.

Das Beckenbodentraining ist immer zuerst in Rückenlage zu beginnen, da die Schwerkraft beim Üben wegfällt und Sie sich so besser auf den Beckenboden konzentrieren können.

- Legen Sie sich auf den **Rücken**, die Beine leicht aufgestellt. Nun stellen Sie sich gedanklich vor, Sie sitzen auf dem WC und lassen Harn und wollen diesen Harnstrahl unterbrechen. Die Po-Muskeln und Bauchmuskeln spannen nicht mit an. Die Spannung, die Sie beim Unterbrechen des „trockenen“ Harnstrahls spüren, das ist Ihr Beckenboden.

Bitte versuchen Sie während des *richtigen* Harnlassens auf dem WC nie, den Harnstrahl zu unterbrechen, da dieser Mechanismus sehr fein abgestimmt ist.

- Nun spannen Sie den Beckenboden an und lassen wieder locker. Anspannen, lockerlassen. Wie eine blinkende Ampel. Als Hilfestellung können Sie eine Faust machen, wenn Sie den Beckenboden anspannen, und die Hand entspannen, wenn Sie den Beckenboden entspannen. Dieser zusätzliche optische Reiz hilft Ihnen, besser den Beckenboden zu spüren und mit ihm zu trainieren.

- Wenn Sie nach ein paar Übungssequenzen schon sicherer sind, dann begeben Sie sich beim Üben in eine **sitzende Position**. Anspannen, lockerlassen. Stellen Sie sich die blinkende Ampel vor.
- Wenn auch diese Position leicht zu üben geht, dann üben Sie im **Stehen**. Anspannen, lockerlassen, anspannen, lockerlassen. Auch hier gilt, lassen Sie sich Zeit. Es gibt keine zeitliche Vorgabe, ab wann Sie die nächste Steigerungsstufe des Übens beginnen sollen. Wenn Sie sich unsicher sind, dann klären Sie Ihre offenen Fragen beim nächsten Gespräch mit Ihrem Physiotherapeuten oder Ihrer Hebamme.

ATMUNG UND BECKENBODEN

Bei dieser Übung kombinieren Sie das Anspannen des Beckenbodens mit der Atmung. Die Beckenbodenübung mit der Atmung zu kombinieren ist anfangs schwierig, aber Sie werden sehen, nach ein paar Übungen fällt es Ihnen immer leichter. Wenn wir beim Ausatmen anspannen, dann bekommt der Beckenboden keinen Druck vom Zwerchfell von oben, so gerät der Beckenboden unten nicht unter zusätzlichen Druck, dadurch wird das anfängliche Beüben des bereits schwachen Beckenbodens erleichtert.

- Beim Ausatmen den Beckenboden anspannen und beim Einatmen den Beckenboden lockerlassen.
- **Nun ist die letzte Steigerungsstufe der Übung, das Beckenbodentraining während der Bewegung durchzuführen. Wo immer Sie gehen, stehen oder sitzen, versuchen Sie den Beckenboden beim Ausatmen anzuspannen und beim Einatmen lockerzulassen.** Die Übung ist, wie die Ampelübung, überall und in jeder Position durchführbar. Sie können diese Übung mehrmals täglich in den Alltag mit einfließen lassen. Ihr Beckenboden wird es Ihnen danken. [9]

9 vgl. Heller, 2009

Wichtige Information: Das Minitrampolintraining ist als mögliche Entstauungsgymnastik bei einem Lymphödem eine effiziente Möglichkeit, um den Lymphrückfluss anzuregen. Bei zusätzlichen Beckenbodenproblemen ist das Trampolintraining allerdings erst nach einem entsprechenden Beckenbodentraining empfehlenswert!

RICHTIGER WC-GANG

Ja, es mutet eigenartig an, aber auch der WC-Gang kann falsch durchgeführt werden. Damit der fein abgestimmte Mechanismus des Beckenbodens beim Gang zur Toilette nicht unter Stress gerät, ist es wichtig, ein paar Punkte zu beachten. Es geht hier in erster Linie um die richtige Sitzposition.

- Wenn Sie auf dem WC sitzen und **Harn lassen**, dann ist es für das Organ Blase leichter, sich in einer mit dem Becken nach vorne gerichteten Position vollständig zu entleeren.
- Hingegen ist der **Stuhlgang** von der Anatomie des Enddarmes so ausgerichtet, dass eine „Lümmelpositon“, also die typische schlampige Sitzhaltung mit Beckenkippung nach hinten, die bessere Position ist, um den Enddarm vollständig zu entleeren.

Bei beidem gilt eine Faustregel: **Nicht pressen und keine Eile!**
Ihr Beckenboden wird es Ihnen danken!

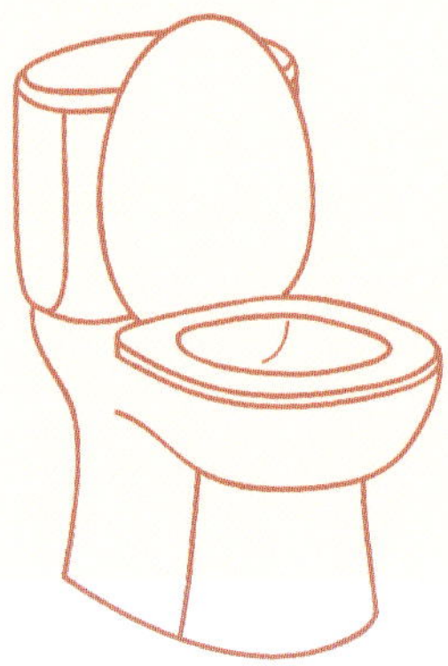

Narben und Bestrahlungsfibrosen

Nach einem operativen Eingriff sind Narben ein großes Thema. Eine Narbe ohne vorangegangene Bestrahlung wird in der Physiotherapie mit Narbenentstörungstechniken wie Narbentapes (Gittertapes oder Kinesiotapes im speziellen Jägerzaunmuster), Akupressur-Stab, mit Narbensalben (Ringelblumen-, Johanniskraut- oder Olivenöl) und mit Skenar (Therapiegerät) gut behandelt. Wenn Sie selbst eine Narbensalbe herstellen wollen, gibt es aus der Naturkosmetik folgendes Rezept.

NARBENSALBE – RINGELBLUMENSALBE

- 1 Handvoll getrocknete Ringelblumenblüten (nur die orangefarbenen Zungenblüten, eventuell aus der Apotheke) in ein Schraubverschlussglas geben und mit Sonnenblumenöl übergießen. Die Blüten leicht hinunterdrücken, damit sie alle mit dem Öl bedeckt sind. Den Deckel nur leicht drauflegen.

- 3 Wochen ziehen lassen (nicht in die Sonne stellen) und dann abseihen, diese Flüssigkeit nennt man nun Mazerat.

- Pro 50 ml Ringelblumen-Mazerat 3 g Bienenwachs dazugeben, bei ca. 60 °C vorsichtig erwärmen, bis das Bienenwachs geschmolzen ist.

- Während des Abkühlens kann man ein paar Tropfen Grapefruit-Öl dazumischen. In kleine Gläser füllen und nach dem Festwerden gut verschließen.

- Hält etwa 6 Monate.

ANWENDUNG NARBENSALBE:

- Die Narbe immer wieder mit der Salbe einmassieren.
- Ist die Narbe noch wulstig und rot, dann benötigt sie Zuwendung in Form der Massage.
- Ist die Narbe schon verblasst und lässt sich nicht mehr ertasten, dann ist die Anwendung mit der Narbensalbe nicht mehr notwendig.
- Nach dem Massieren ist eine momentane Rötung der Narbe kein Grund zur Besorgnis. Die Rötung zeigt lediglich die Mehrdurchblutung und verschwindet nach geraumer Zeit wieder.
- Wenn die Narbe oberflächlich gut verheilt ist und Sie in der Tiefe eine Verdickung spüren beim Darüberstreichen, dann zeigen Sie diese Narbe dem behandelnden Arzt oder Ihrem Physiotherapeuten.

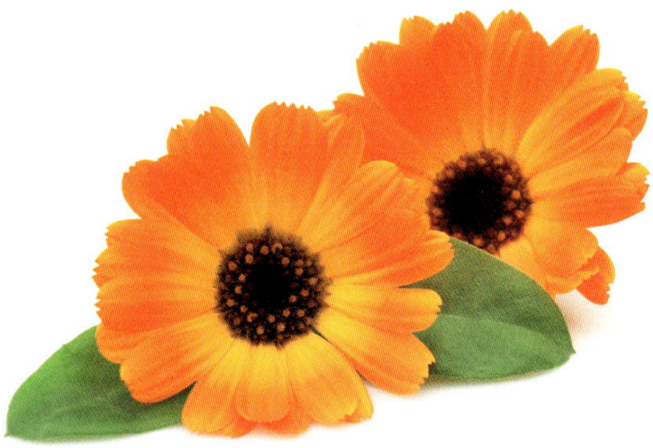

Ist die Narbe bestrahlt worden, zeigen sich das ganze Bestrahlungsareal und die angrenzende Haut hart und unverschieblich. In der Fachsprache nennt man diese Verhärtung eine Bestrahlungsfibrose. Narben mit vorangegangener Bestrahlung stellen ein Problem dar, da die Gewebeverhärtungen aufgrund der Bestrahlung nahezu nicht weich zu bekommen sind. Aus meiner Erfahrung mit diesen Narben kann ich nach vielen Jahren Praxis berichten, dass medizinisches Silikon-Öl eine wunderbare weichmachende Wirkung auf die Narbe und das Bestrahlungsgebiet hat.

< TIPP 10: Narbensalben mit Silikonölanteil

Weiters ist hier der Einsatz von einem speziellen Elektrotherapiegerät mit dem Namen Skenar aus meiner Praxis mit positiven Ergebnissen zu verzeichnen. Der Skenar ist ein Elektrotherapiegerät, das auf die Regulation des vegetativen Nervensystems abzielt. SKENAR bedeutet *Selbst Kontrollierte Energo Neuro Adaptive Regulation*. „Elektromagnetische Signale, die den körpereigenen Nervenimpulsen ähneln, setzen die Anpassungs- und Regulationsvorgänge im Körper in Gang!“[10] Aufgrund des Feedback-Systems unterscheidet es sich von anderen Elektrotherapiegeräten. Die Wirkung des Skenar betrifft mehrere Regulationsvorgänge im Körper.

10 zitiert nach Scherer, 2006

- Förderung des Lymphabflusses
- Verbesserung der Durchblutung
- Regulation des Muskeltonus und des Stoffwechsels
- Abnahme der Weichteilschwellung
- Schmerzlinderung
- Beschleunigung der Wundheilung
- Abwehrkraftsteigerung
- Ausgleich des Hormonstatus und des vegetativen Nervensystems
- Anregung der Nerven- und Hirnaktivität
- Ausschüttung von mehr als 2000 Neuropeptiden (Botenstoffe von Nervenzellen)[11]

Auch hier kann ich aus eigener Erfahrung durchwegs positive Ergebnisse bei Bestrahlungsfibrosen und Narben verzeichnen. Aufpassen: **Träger von Herzschrittmachern dürfen keinen Skenar verwenden.** Eine genauere Information über den Skenar und Therapeuten bzw. physikalische Institute und Krankenhäuser, die mit dem Skenar arbeiten, finden Sie im untenstehenden Link.[12]

11 vgl. Scherer Ulrich, 2006

12 vgl. Skenar: http://enerbalance.at/methode/ abgerufen am 15.12.2021

Krämpfe im Halsbereich

Patienten nach einer Neck-dissection-Operation (Operation im Halsbereich nach Entfernung von Lymphknoten und Entfernung des Musculus sternocleidomastoideus) klagen oft über Krämpfe in diesem Operationsbereich am Hals, da durch die Operation und die meist darauffolgende Bestrahlung das Gewebe im Halsbereich sehr strapaziert ist.

Diese Patienten sprechen gut auf die Skenar-Therapie in Kombination mit dem Magnesiumölspray an. Die Krämpfe, die diese Patienten im Halsbereich beschreiben, können damit vermindert bzw. vollständig reduziert werden. Zu beachten ist hier wieder die Individualität des Patienten, nicht jeder Patient spricht auf jede Therapie gleich gut an.

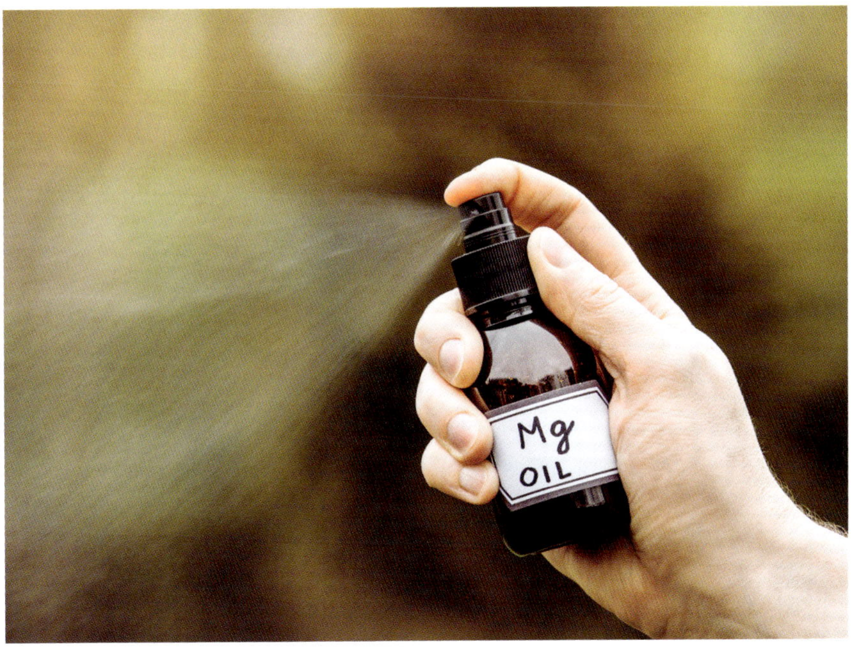

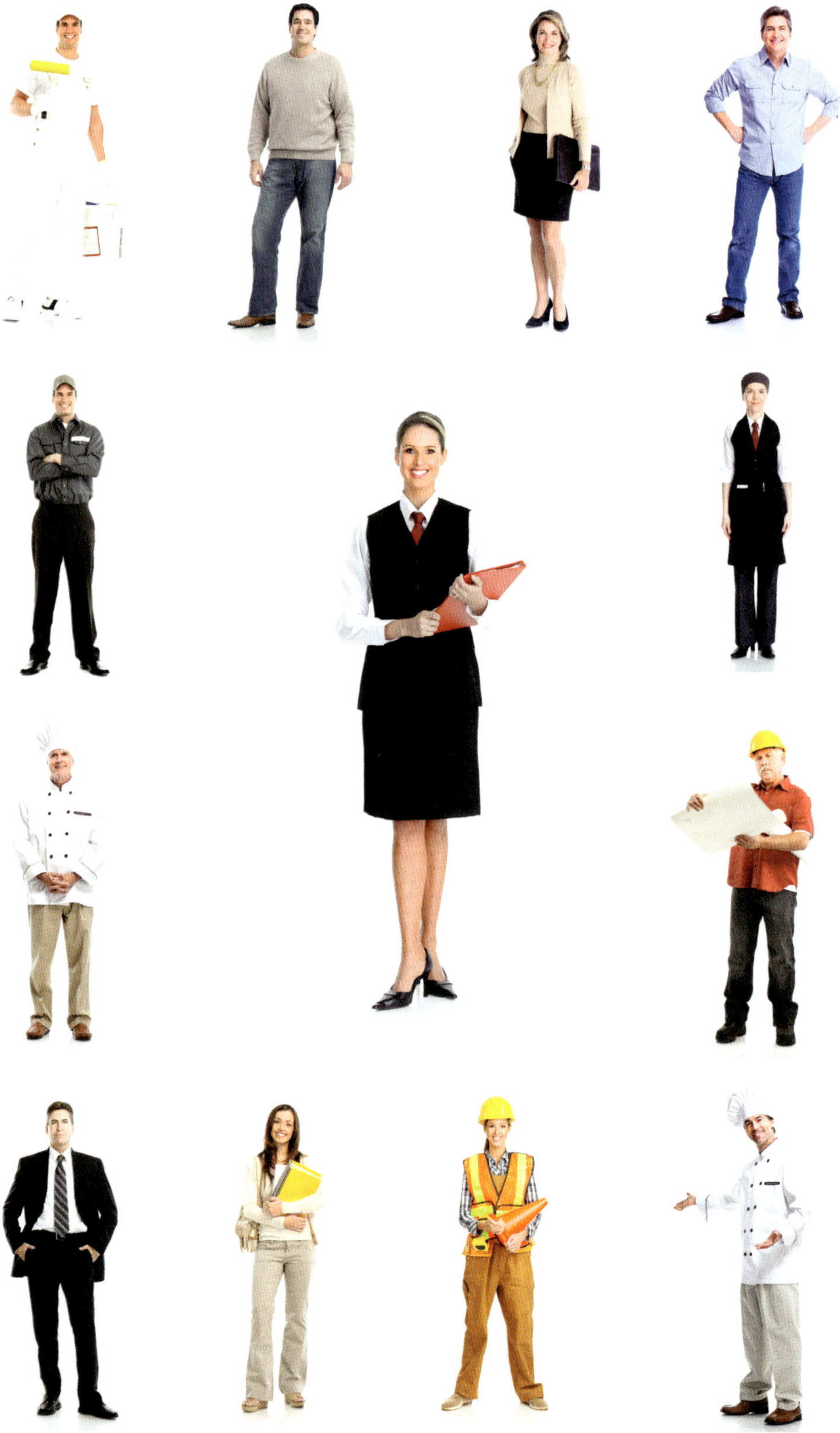

Lösungen im Arbeitsalltag mit Lymphödem

Haben Sie einen Beruf mit viel statischer Haltung wie Sitzen und Stehen oder müssen Sie dynamisch, also in ständiger Bewegung, Ihrer Arbeit nachgehen? Ein Physiotherapeut kann Ihnen helfen, Ihre Ergonomie (Anpassung der Arbeitsbedingungen an den Menschen) am Arbeitsplatz zu verbessern. Ihre Arbeitshaltung und Ihr Arbeitsplatz werden gemeinsam mit Ihnen analysiert und Sie bekommen Tipps und Tricks, wie Sie weiterhin fit und schmerzfrei Ihren Arbeitsalltag bewältigen können.

Ergonomie am Arbeitsplatz

Bei vorwiegend sitzenden Berufen besteht die Herausforderung, Bewegung in den Lymphabfluss und somit in die betroffenen Gliedmaßen zu bringen. Der Positionswechsel steht hier im Vordergrund. Verändern Sie Ihre Sitzposition, indem Sie einmal mehr vorne am Sessel sitzen, dann wieder weiter hinten an der Lehne. Stehen Sie, so oft es geht, auf und gehen Sie ein paar Schritte, um ein Fenster zu öffnen, zum Drucker zu gehen oder Wasser zu holen.

< TIPP 11: Positionswechsel durchführen

Immer wieder die Wadenpumpe aktivieren, mit Ferse und Vorfuß hoch, im Wechsel.

< TIPP 12: Wadenpumpe aktivieren

Ein großer Gymnastikball kann statt des Bürosessels verwendet werden. Mit dem Gymnastikball wird ein aktives Sitzen trainiert, automatisch das Gleichgewicht und die Atmung angeregt.

Wem dies zu viel an Instabilität ist, der kann auch ein Ballsitzkissen, auch Balance-Sitzkissen genannt, verwenden. Beim Erledigen unserer täglichen Arbeiten beginnen wir oft unbewusst oberflächlich zu atmen. Immer wieder einmal bewusst tief ein- und ausatmen. So wird mitunter der Lymphrückfluss angeregt.

< TIPP 13: Atmung aktivieren

Berufe mit ständig wechselnden Positionen sind für Patienten mit Lymphödem ein Vorteil. Die Herausforderung hierbei sind allerdings Berufe mit immer wiederkehrenden, monotonen Bewegungen. Bei diesen Berufen steht die einseitige Belastung des Bewegungsapparates im Vordergrund. Das kann zu Bewegungseinschränkungen und vermindertem Lymphrückfluss im Lymphödem-Bereich führen.

Wenn Sie in Ihrem Beruf lange stehen müssen, wechseln Sie immer wieder das Standbein. So werden Ihre Beine abwechselnd entlastet. Verschiedene Schrittpositionen erleichtern ebenfalls das längere Stehen und Sie bleiben doch in Bewegung. Die Wadenpumpe im Stehen aktivieren: auf Zehenspitzen stehen, kurz bis 5 zählen, wieder entspannen. Ausgleichende Gegenbewegungen sind notwendig, um den einseitigen Belastungen entgegenzuwirken.

Wenn Sie sich viel nach vorne bücken müssen, machen Sie in einer kurzen Pause die Ausgleichsbewegung in die Gegenrichtung, das wäre dann z. B. die Überstreckung des Oberkörpers nach hinten. Kurze Strecken auf Zehenspitzen gehen aktiviert die Wadenpumpe, die Lymphe kann wieder besser Richtung Körperstamm fließen.

< TIPP 14: Ausgleichsbewegung bei der Arbeit

Im Armbereich können Sie Pumpbewegungen (Faust öffnen und schließen) mit der Hand und Dehnungsübungen für den Arm durchführen. Versuchen Sie, das Bein oder den Arm in den Pausen hochzulagern.

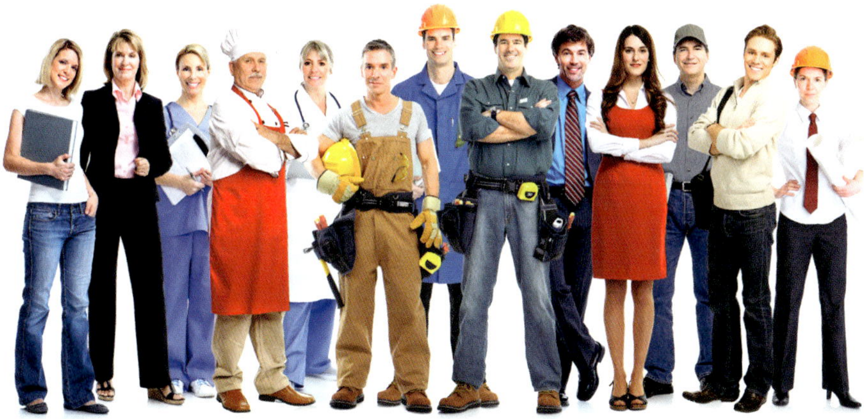

KPE und S2k-Leitlinie

Die Komplexe physikalische Entstauungstherapie (KPE)

Die Komplexe physikalische Entstauungstherapie, kurz KPE, ist nach heutigem Wissensstand der goldene Standard bei der Behandlung des Lymphödems und besteht aus 4 Säulen.

Die 4 Säulen sind:

- Maßnahmen der Hautpflege
- manuelle Lymphdrainage
- Kompressionsbandage
- Entstauungsgymnastik

Diese Therapie wird von Ärzten, Physiotherapeuten und Masseuren angeboten, die eine Spezialausbildung dazu absolviert haben.

Die S2k-Leitlinie

Seit 2017 gibt es die S2k-Leitlinie zum Thema *Diagnostik (Befundaufnahme) und Therapie der Lymphödeme* laut Arbeitsgemeinschaft der Wissenschaftlichen Medizinischen Fachgesellschaften e.V., kurz AWMF. Die AWMF ist der deutsche Fachverband für 182 Fachgesellschaften der Medizin. Seit 1995 koordiniert die AWMF die Entwicklung von medizinischen Leitlinien, die im medizinischen Alltag einheitliche Vorgehensweisen in der Befundaufnahme und bei der Therapie von Erkrankungen erleichtern. In der S2k-Leitlinie sind die erforderlichen Behandlungs- und Therapiemaßnahmen, die mit der Diagnose Lymphödem einhergehen, strukturiert dargestellt und ausführlich beschrieben.

Dazu zählen:

- die Hautpflege und falls erforderlich Hautsanierung,
- die manuelle Lymphdrainage bei Bedarf mit geräteunterstützten Techniken,
- die Kompressionstherapie mit speziellen mehrlagigen, komprimierenden Wechselverbänden und/oder die Kompressionsversorgung
- sowie die entstauungsfördernde Sport- und Bewegungstherapie (Entstauungsgymnastik).
- Zusätzlich führt die S2k-Leitlinie von 2017 als 5. Säule die Schulung und Aufklärung des Patienten zur individuellen Selbsttherapie an, welche bei der Komplexen physikalischen Entstauungstherapie (KPE) nicht berücksichtigt wird.[13]

Für Sie als Patient ist es wichtig, die 4 Säulen der Therapie beim Lymphödem zu kennen, um Ihr Leben mit Lymphödem so gesund und so einfach wie möglich zu gestalten. Die Hautpflege, die manuelle Lymphdrainage, die Kompressionsbandage sowie die Bewegungstherapie sind die wichtigsten Schlagwörter, die Sie sich merken und als Maßnahmen in Ihren Alltag integrieren sollten. **Auf den folgenden Seiten möchte ich, basierend auf der Komplexen physikalischen Entstauungstherapie (KPE) und der S2k-Leitlinie, Ratschläge zur Therapie aus meinen Erfahrungen als Physiotherapeutin miteinfließen lassen.**

13 vgl. S2k-Leitlinie: htts://www.awmf.org unter Suchbegriff: S2k-Leitlinie Lymphödem abgerufen am 15.12.2021

Die Hautpflege

Das tägliche Tragen von Kompressionsstrümpfen lässt die Haut schneller austrocknen. Trockene Haut neigt zur Schuppung und folglich zu feinen Mikrorissen in der Haut. Über diese Mikrorisse können Keime und Bakterien eindringen und die Folge kann wiederum ein Rotlauf sein. Kontrollieren Sie regelmäßig die Hautbereiche zwischen den Zehen und den Fingern auf offene Stellen. Hier ist auch zu erwähnen, dass eine professionelle Nagel- und Fußpflege wichtig ist, um Verletzungen während der Nagelpflege zu verhindern und somit den Rotlauf zu vermeiden. Kosmetiker mit der Zusatzausbildung *Diabetischer Fuß* sind speziell geschult und hier die richtige Adresse. Die Haut braucht Feuchtigkeit und Fett, um optimal versorgt zu sein.

<TIPP 15: Eine schöne Haut ist eine gesunde Haut

Am Abend empfehlen die Patienten fetthaltige Cremes, da diese länger brauchen, um in die Haut einzuziehen. Morgens, wenn es schnell gehen muss, sind Feuchtigkeitscremes oder Gels von Vorteil. Lassen Sie die Creme in der Früh vollständig einziehen.

< TIPP 16: Feuchtigkeitsspendende Cremes morgens, fetthaltige Cremes abends

Das Material, aus dem die Kompressionsstrümpfe gemacht sind, verträgt Salbenrückstände nicht gut. Dadurch kann es zu einem vorzeitigen Materialverschleiß kommen. Lassen Sie daher die Creme immer vollständig einziehen, bevor Sie den Kompressionsstrumpf anziehen. Versuchen Sie Cremes zu verwenden, die frei von Parabenen, Silikonen und Parfüm sind.

PFLEGECREME AUF NATÜRLICHER BASIS

nach Ingrid Kleindienst-John

SIE BENÖTIGEN DAZU:

› 50 ml Mandelöl, 50 ml Jojobaöl, 10 g Bienenwachs, 40 ml Rosenhydrolat und insgesamt ca. 10 Tropfen ätherischer Öle (z. B. 4 Tropfen Palmarosa, 2 Tropfen Lavendel fein, 2 Tropfen Manuka und 2 Tropfen Zitrone).

SO WIRD´S GEMACHT:

· Erwärmen Sie die fetten Öle vorsichtig gemeinsam mit dem Bienenwachs (das Bienenwachs schmilzt bei etwa 65 °C), parallel dazu das Rosenhydrolat auf die gleiche Temperatur bringen. Das Rosenhydrolat wird unter ständigem Rühren in die ölige Masse eingerührt.

· Lassen Sie alles etwa auf Handwärme abkühlen und rühren Sie danach die ätherischen Öle ein. Rühren Sie so lange, bis die Masse abgekühlt ist.

· Füllen Sie die Creme in einen Tiegel. Fertig!

· Lagern Sie die Creme an einem kühlen Platz.

Achtung: nicht in den Kühlschrank stellen (der ist zu kalt und Ihre Creme würde sich wieder „auseinander"setzen)

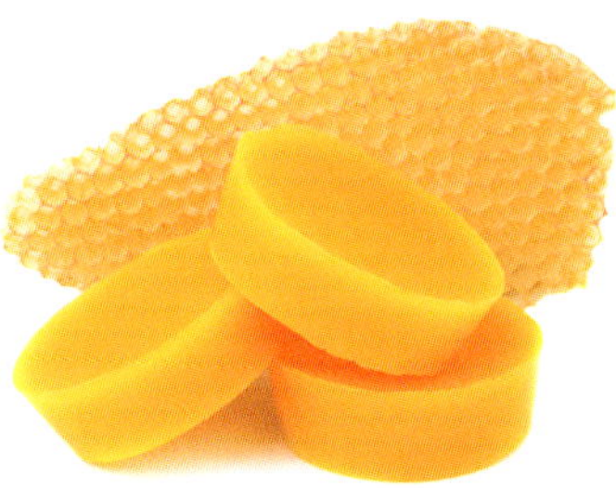

Die manuelle Lymphdrainage

Diese Technik wurde erstmals in den 1960ern in Deutschland praktiziert und gelehrt. Die manuelle Lymphdrainage bewirkt eine Sogwirkung und einen Druckaufbau im Gewebe sowie einen Dehnreiz auf der Haut. Diese Komponenten führen zusammen mit den einzelnen Behandlungsgriffen zur entstauenden Wirkung. Empfohlen wird in der Literatur die ambulante manuelle Lymphdrainage 2 bis 3 Mal wöchentlich und die stationäre manuelle Lymphdrainage täglich.

Hier ist zu erwähnen, dass es von der Diagnose und der ärztlichen Verordnung abhängt, wie oft eine manuelle Lymphdrainage durchgeführt wird. Die manuelle Lymphdrainage wird, auf Ihr Krankheitsbild abgestimmt, in einer bestimmten Reihenfolge mit verschiedenen entstauenden Griffen durchgeführt. Einzig und allein die persönliche Handschrift jedes einzelnen Therapeuten und die Häufigkeit, in der er die manuelle Lymphdrainage anwendet, machen für Sie als Patient vielleicht einen Unterschied, von einer manuellen Lymphdrainage zu einer anderen.

Die Kompressionsbandage

Die Kompressionsbandage wird im Rahmen einer Rehabilitation oder im ambulanten Praxisbereich mit einer Kurzzugbinde durchgeführt. Die Kurzzugbinde erzeugt Druck auf das Ödem, hat einen niedrigeren Ruhedruck, aber einen höheren Arbeitsdruck. Während der Bewegung wird der Druck auf das Ödem somit erhöht und die Lymphflüssigkeit kann durch den Druck von außen wieder leichter zum Körperstamm zurückfließen. Das bandagierte Bein oder der bandagierte Arm verliert allmählich an Umfang und wird schmaler. Finger und Zehen werden mit Mullbinden bandagiert, hier sind die Kurzzugbinden nicht geeignet.

Während der lymphologischen Rehabilitation werden diese Kompressionsbandagen täglich getragen und auch gewechselt.

Als Lymphpatient wird es Ihnen empfohlen, zu Hause auch in der Nacht zu bandagieren. Mittlerweile gibt es eine Erleichterung beim Anlegen der Nachtkompression. Sie müssen nicht den aufwendigen Prozess des Bandagierens mit Kurzzugbinden jeden Abend durchführen, da es Nachtstrümpfe gibt. Allerdings sind diese Strümpfe und Bandagen zum Zeitpunkt meiner Recherche noch selbst zu bezahlen. Fragen Sie bei dem Sanitätshaus Ihres Vertrauens nach, welche Firmen diese Form der *Nachtversorgung* anbieten und wie der neueste Stand dieser Versorgung aussieht.

< TIPP 17: Nachtstrumpf statt Selbstbandage

Bereits am Anfang der Rehabilitation wird eine Volumensmessung Ihres betroffenen Armes oder Beines durchgeführt, am Schluss der Rehabilitation wird das Volumen wieder gemessen. So ergibt sich ein Wert, der Ihren persönlichen Volumenverlust anzeigt. Sie werden aber auch ohne diese Messung bemerken, dass der ursprüngliche Umfang Ihrer betroffenen Extremität deutlich geringer geworden ist, da die Bekleidung jetzt lockerer sitzt, oder Sie haben wieder mehr Platz in Ihren Schuhen. Es gilt nun, zu Hause angekommen, dieses Volumen zu *halten*. Die ambulante Komplexe physikalische Entstauungstherapie können Sie bei einem physikalischen Institut oder einem Physiotherapeuten oder einem Masseur mit dieser Zusatzausbildung durchführen.

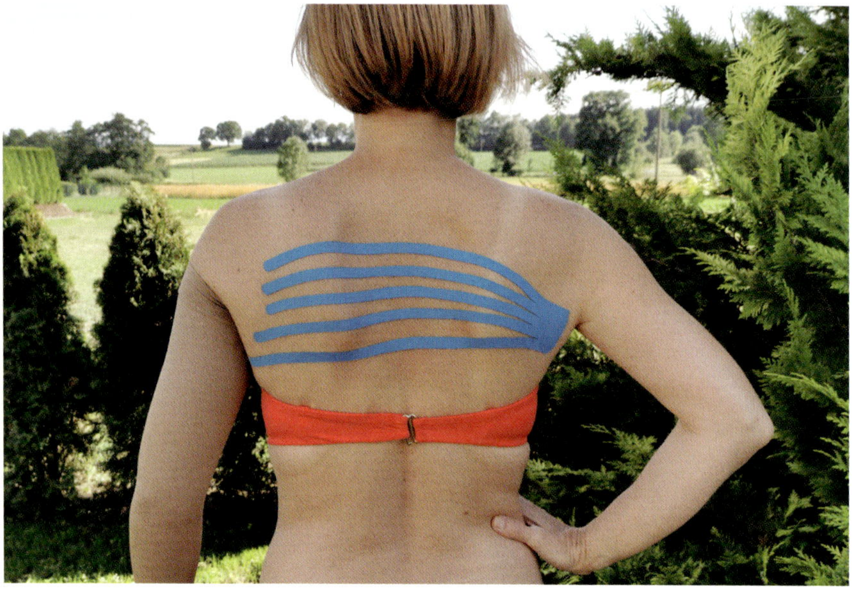

Lymphtape

Das Lymphtape ist eine Anlageform des Kinesiotapes. Durch die Bewegungen im Alltag bewirkt das Tape eine Verschraubung des Bindegewebes gegen die Hautoberfläche. Durch das Lymphtape kommt es zur Hautanhebung und dadurch wird eine Öffnung der initialen Lymphklappen und somit ein schnellerer Lymphabfluss erreicht.[14]

Das Lymphtape wird in der Lymphabflussrichtung zur Unterstützung des Lymphsystems von einem dafür ausgebildeten Therapeuten angelegt. Sie tragen z. B. einen Armstrumpf, ergänzend kann Ihr Therapeut die angrenzenden, vorhandenen Lymphknoten über Wasserscheiden oder Anastomosen (Umleitungen) mit einem Lymphtape anregen.

Fragen Sie Ihren Therapeuten, ob er diese Ausbildung hat und ob er Ihnen ein Lymphtape als zusätzliche Unterstützung für den Lymphrückfluss anlegen kann. Das Lymphtape ersetzt keine Kompressionsbandage bzw. keinen medizinischen Kompressionsstrumpf!

14 vgl. Kumbrink, 2011

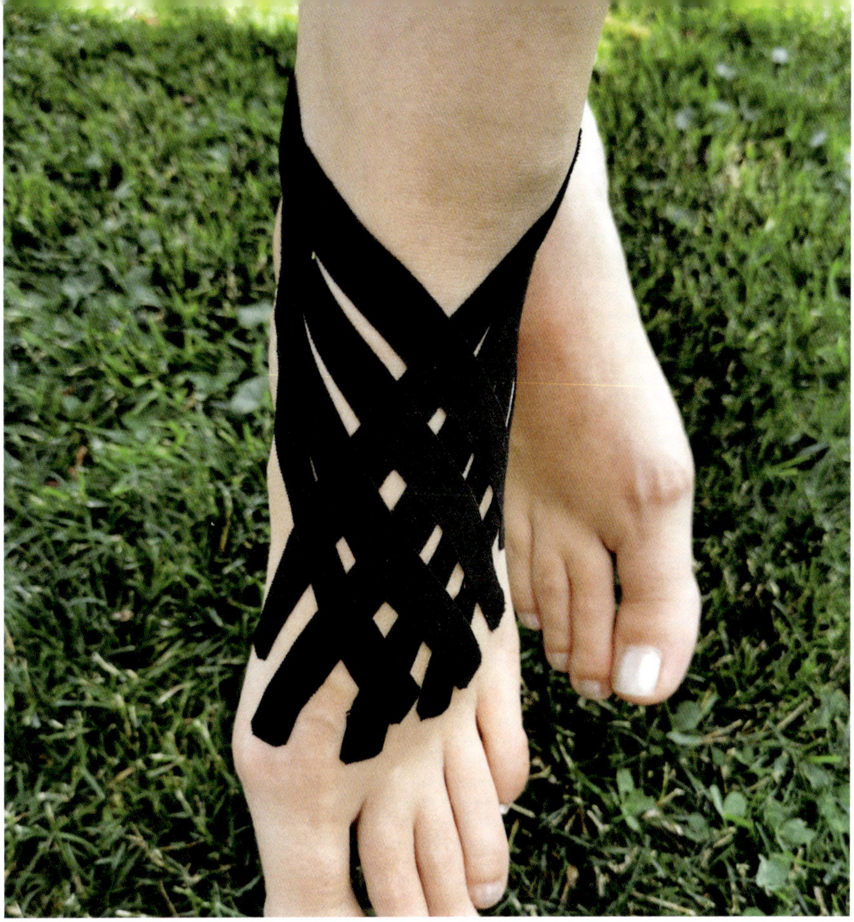

Fibrosetape

Diese Form des Kinesiotapes lockert die verhärteten Eiweißablagerungen im Gewebe **(Fibrosen)** und ist auch bei Blutergüssen im Einsatz.

< TIPP 18: Fibrosetape bei Eiweißablagerungen

Beim Lymphödem entstehen diese Verhärtungen bevorzugt im Handrücken- und Fußrückenbereich, können aber auch an anderen Stellen im Bereich des Lymphödems auftreten. Das Fibrosetape wird unter der Kompressionsbandage angelegt.

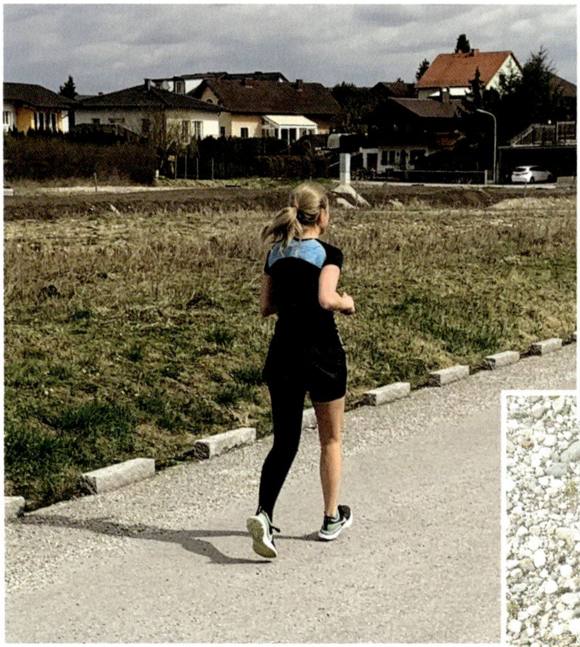
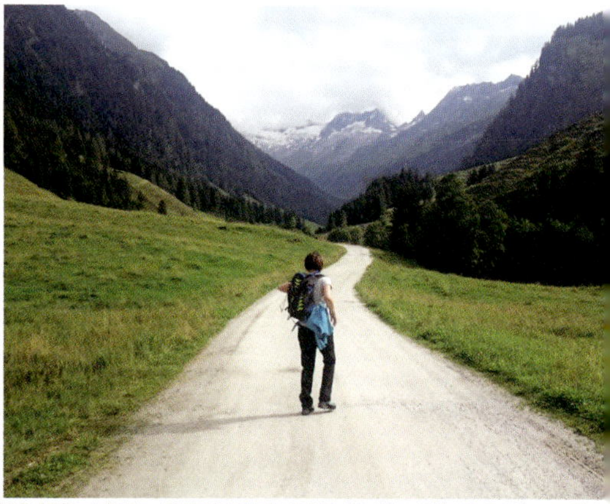
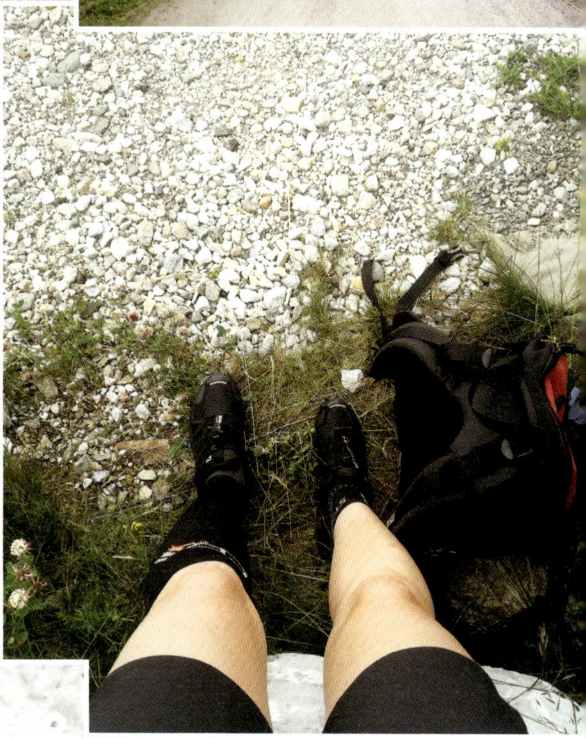
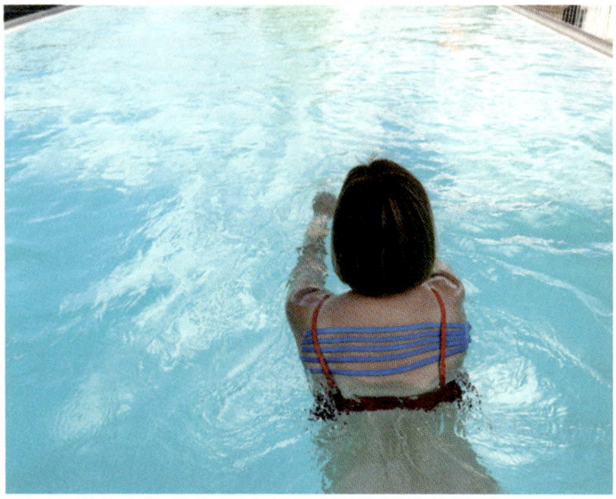
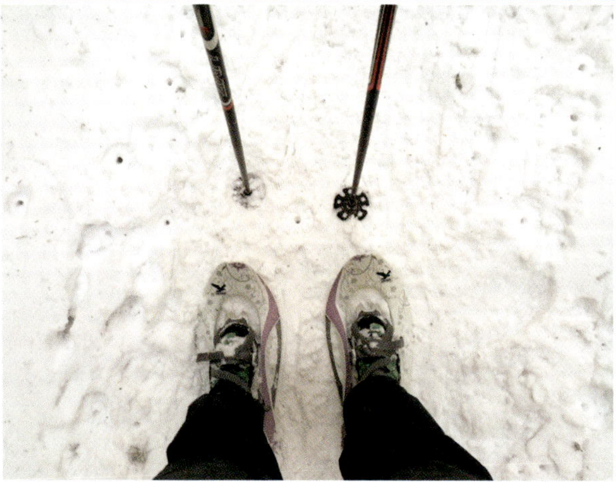
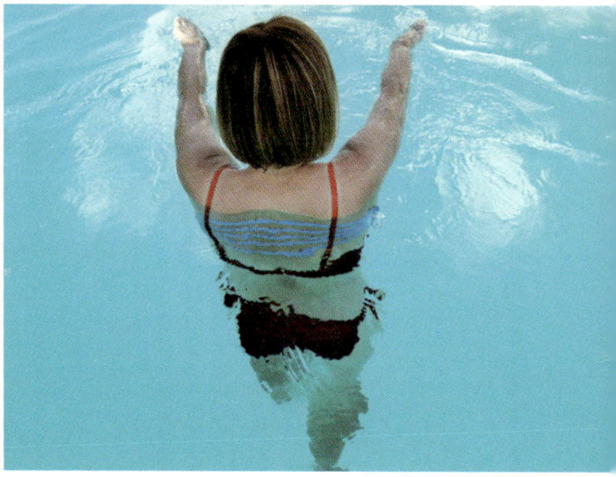

Die Bewegung

Als weitere Säule im Rahmen der Komplexen physikalischen Entstauungstherapie umfasst die Bewegung ein großes Feld. Das Lymphsystem hat im Gegensatz zum Blutkreislauf keinen Antrieb (Herz). Der Lymphfluss kann über unsere Muskeln und Atembewegungen in Gang gehalten werden. Bleiben wir untätig, wird auch der Lymphfluss geringer und das wollen wir vermeiden. Im Rahmen des Klinikaufenthaltes mit stationärer Komplexer physikalischer Entstauungstherapie ist die Entstauungsgymnastik ein täglicher Punkt in Ihrem Therapieplan. Die Entstauungsgymnastik wird hier in Kompression, also mit bandagiertem Kompressionsverband, durchgeführt. Hier werden die Bewegungsübungen der Kompressionsbandage angepasst, da die Beweglichkeit in Kompression meist eingeschränkt ist. Während Ihres Aufenthaltes lernen Sie, wie Sie die Entstauungsgymnastik auch zu Hause durchführen können. Der Fokus bei der Entstauungsgymnastik liegt beim Beinlymphödem auf Übungen mit Schwerpunkt Wadenpumpe und beim Armlymphödem mit dem Schwerpunkt Hand-Finger-Arm-Bewegungen. Ich möchte bewusst in diesem Ratgeber nicht auf die klassischen Entstauungsübungen eingehen, da Sie im Internet und in der Literatur dazu gute Informationen bekommen.[15]

Wichtig bei der Entstauungsgymnastik ist es, in einem angepassten Tempo (ruhig, im Tempo der Ein- und Ausatmung) zu üben und auf die eigene Belastbarkeit Rücksicht zu nehmen. Im Alltag steht die Freude an der Bewegung im Vordergrund.

> *Laut Weltgesundheitsorganisation (WHO) gibt es für Europa keine offizielle Empfehlung über das Maß an körperlicher Aktivität. Gemäß der globalen Strategie der WHO wird emp-*

15 Buchtipp zur Entstauungsgymnastik: Das Lymphödem, Vorbeugung und Behandlung M.Földi, E. Földi, Urban Fischer Verlag

fohlen, dass die Menschen Zeit ihres Lebens ein adäquates Ausmaß an körperlicher Aktivität aufrechterhalten. Für unterschiedliche gesundheitliche Konsequenzen bedarf es unterschiedlicher Arten und Ausmaße an Bewegung. Mindestens 30 Minuten regelmäßige körperliche Bewegung moderater Intensität an den meisten Tagen der Woche senken das Risiko für Herz-Kreislauf-Krankheiten und Diabetes, Darmkrebs und Brustkrebs. Muskelkräftigung und Gleichgewichtstraining können insbesondere bei älteren Menschen Stürze vermeiden helfen und den funktionalen Status verbessern. Für die Gewichtskontrolle ist unter Umständen mehr Aktivität erforderlich.“[16]

<TIPP 19: regelmäßige Bewegung mit Spaß

Auf dem Gesundheitssektor gibt es immer wieder Trends und neue Bewegungskonzepte. **Beim Ausprobieren von neuen Bewegungskonzepten mit einem Lymphödem ist es wichtig, ein paar Tipps zu beachten, ohne böse Überraschungen zu erhalten.** Das neue Bewegungskonzept sollte keine Stoß- und Druckkräfte im Ödembereich auslösen und auf keinen Fall Blutergüsse erzeugen. Tennis, Squash, Fußball, Boxen, Krav-Maga, Volleyball und andere Kontakt- und Ballsportarten sind aufgrund der Verletzungsgefahr nicht anzuraten.

16 zitiert nach WHO Bewegung: https://fgoe.org/Medien/Broschüren/bewegung_gesundheit unter Suchbegriff: Bewegung und Gesundheit in Europa: Erkenntnisse für das Handeln, Seite 16

Bewegungstrends

Neue bzw. wieder neu belebte Bewegungstrends wie Pilates, Faszientraining, Trampolintraining, jegliche Formen von Thai Chi, Yoga und Qigong arbeiten mit der Körperwahrnehmung. Das Schulen der Körperwahrnehmung ist für jeden von uns eine gute Möglichkeit, unseren Körper besser kennenzulernen und dadurch Verletzungen zu verhindern, die in Verbindung mit dem Lymphödem von vorneherein vermieden werden sollten.

Pilates

Pilates ist eine Trainingsmethode, die Joseph Hubert Pilates Anfang des 20. Jahrhunderts entwickelte. Jeder kann mit diesem Training den ganzen Körper kräftigen. Als sanfte Rehabilitation nach Verletzungen und zur Vorbeugung von Rückenschmerzen kommt Pilates zum Einsatz. Die Übungen werden in Kursen angeleitet, mit und ohne zusätzliche Trainingsgeräte. Pilates findet in verschiedensten Ausgangspositionen auf der Matte statt. Durch die fließenden und sanften Bewegungen eignet sich diese Trainingsmethode für das Lymphödem. Reißende und springende Bewegungen sollten mit der Diagnose Lymphödem vermieden werden.[17]

Faszientraining

Aufgrund neuer Forschungsergebnisse weiß man, dass Bindegewebe und die Faszie ident sind. Diese Faszien sind wie ein Taucheranzug, der sich über die Organe und die Muskeln des Körpers zieht. Um eine geschmeidige Körpermuskulatur zu erreichen und die Gelenke dadurch frei beweglich zu halten, gibt es ein spezielles Training, das Faszientraining. Ein für Sie wichtiger Nebeneffekt des Faszientrainings ist, dass überflüssige Lymphflüssigkeit zusätzlich abtransportiert wird. Die Übungen sind einfach umzusetzen und auch gut zu Hause durchführ-

17 vgl. Pilates Verband Österreich: https://www.pilates-verband.at/ abgerufen am 25.10.2021

bar. Faszientraining wird auch in verschiedenen Institutionen (Fitnessstudios, Turnvereinen, Physiotherapiepraxen) angeboten, bzw. fragen Sie Ihren Therapeuten, ob dieser eine Ausbildung im Bereich des Faszientrainings hat.[18]

Trampolintraining

Trampolintraining ist das Training auf einem elastischen Kunstfasertuch, das in einen Metallrahmen gespannt ist. Das Training besteht aus Schwingen, Springen und Hüpfen. Durch das Abfedern der Bewegungen am Trampolin ist es ein gelenkschonendes Training. Lassen Sie sich in einer Übungseinheit von Ihrem betreuenden Physiotherapeuten den Umgang mit dem Gerät und für Sie passende Übungen zeigen, danach steht dem selbstständigen Trampolintraining zu Hause nichts mehr im Wege. Los geht's! Trampolintraining ist gut geeignet als Einsteigersport bei Lymphödem-Patienten. Es werden die Ausdauer, das Gleichgewicht und die Kraft trainiert. Aufgrund der gelenkschonenden Wirkung ist das Training für jedes Alter und für jedes Fitnesslevel geeignet.

Yoga

Das Wort stammt aus dem indischen Sanskrit und bedeutet so viel wie *Einigung, Einheit und Harmonie*. Yoga verbindet die Bewegung des Körpers und die Betrachtung des Inneren in einer etwa 5000 Jahre alten Philosophie, die im Laufe der Zeit von Indien in die gesamte Welt getragen wurde. Die Bewegungsübungen im Yoga werden *Asanas* genannt. Die Körperübungen werden mit Atemübungen (Pranayama), Konzentration und Sammlung (Meditation) sowie Entspannung und Regeneration vervollständigt. Die Übungen werden auf einer Matte durchgeführt und eignen sich wiederum für alle Altersklassen (ab 5 Jahren bis 100 Jahre). Beim Yoga wie auch bei den anderen Bewegungstrends ist der Weg das Ziel – der Weg zu einem geschmeidigen und dadurch schmerzfreien Körper und einem freien Geist.[19]

---

18 vgl. Robert Schleip, 2014 Buchtipp: Faszien Fitness von Robert Schleip, Riva Verlag

19 vgl. Yoga: https://www.barmer.de/gesundheit-verstehen/yoga/was-ist-yoga abgerufen am 02.01.2022

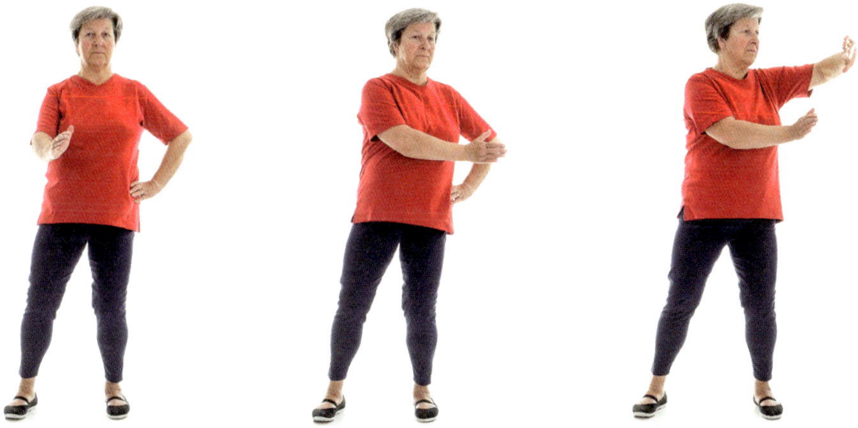

Thai Chi

Taoist Tai Chi™ ist Meditation in Bewegung. Es verbindet Techniken der tiefen Dehnungen mit vielfältigen Bewegungen und Drehungen der Wirbelsäule. Das Training beeinflusst das gesamte Muskel-, Skelett- und Kreislaufsystem sowie Sehnen, Gelenke, Bindegewebe und Organe. Vereinfacht erklärt, Meditation in Bewegung. Früher war es eine Kampfkunst, heute spricht man vom sogenannten *Schattenboxen*. Von Boxen kann hier aber nicht die Rede sein, da es sich um eine fließende Bewegung handelt, die mit der Aufmerksamkeit am Tun verbunden ist. Taoist Tai Chi™ reduziert Stress und wirkt sich positiv auf viele Beschwerden am gesamten Körper aus, bis hin zu psychischen Problemen.[20]

---

20 vgl. Taoist Tai Chi: https://www.taoisttaichi-org/de/ abgerufen am 02.01.2022

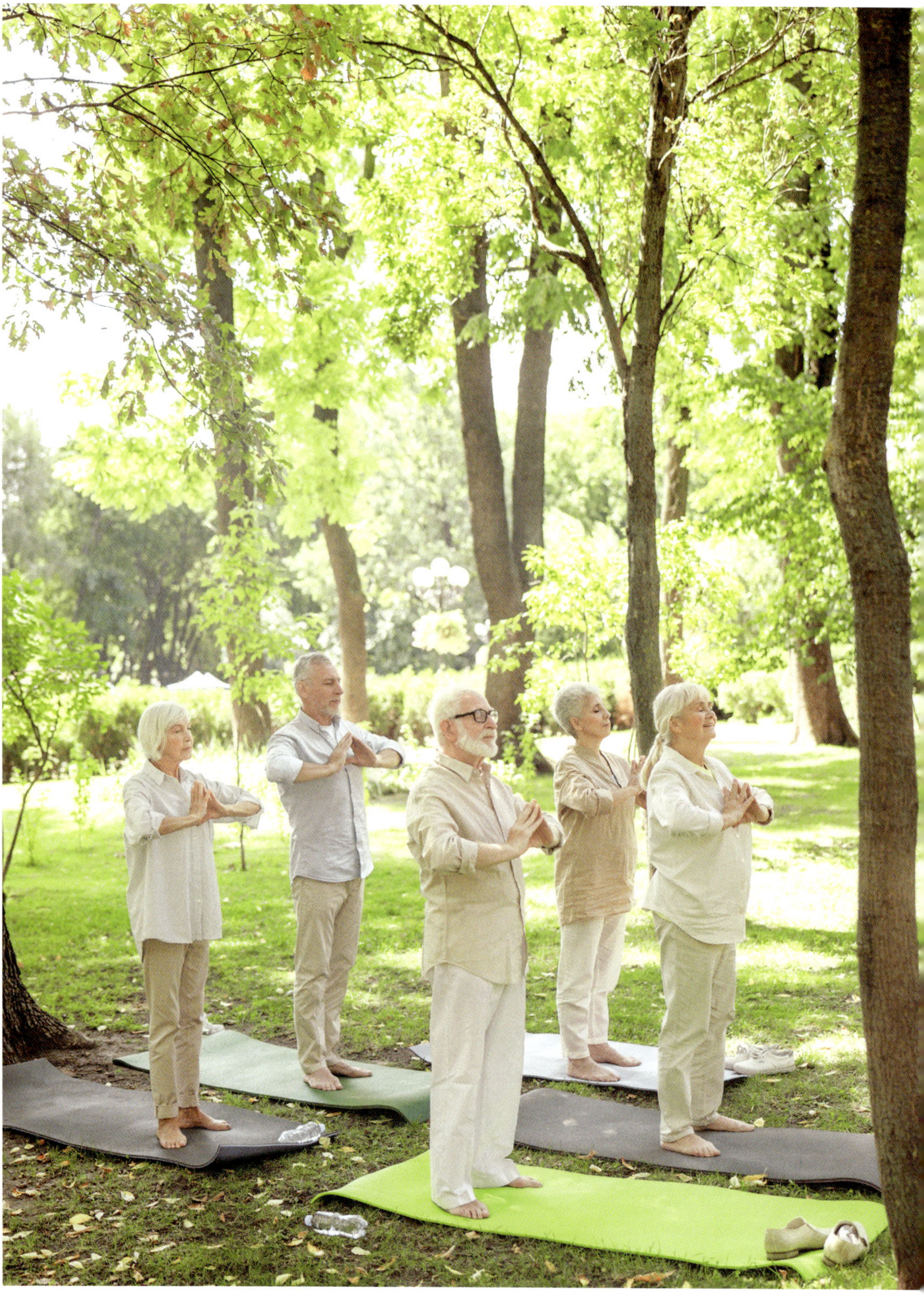

< TIPP 20: Körperwahrnehmung schulen

Qigong

Ich möchte in diesem Ratgeber auf die Bewegungsform Qigong näher eingehen. Frau Theresia Gutsche, Dipl. Qigong-Lehrerin[21], hat ihr Wissen und ihre Erfahrungen in diesen Ratgeber einfließen lassen. Ich habe an einem Kurs bei Frau Gutsche teilgenommen, um auch selbst zu spüren, was Qigong für eine Wirkung auf Körper, Seele und Geist hat. Mir persönlich hat das Qigong die Möglichkeit gegeben, vollkommen vom Alltag *abschalten* zu können, da in den Bewegungsübungen kombiniert mit der Atmung die Achtsamkeit im momentanen Tun geschult wird.

Zuallererst erkläre ich Ihnen die Grundphilosophie.

Qigong ist ein Bestandteil der Traditionellen Chinesischen Medizin (TCM). Es besteht aus Meditations-, Konzentrations- und Bewegungsübungen, wodurch es zur Harmonisierung des Körpers, der Atmung und des Herzens kommt. Die Gefühle, Emotionen und der Geist werden so mit dem Körper vereint. Über langsam fließende Bewegungen wird die Aufmerksamkeit in den Körper gelenkt, die Atmung beruhigt sich und es kommt zu einer Stimulation der Meridiane, dadurch wird der Energiefluss im Körper gefördert. Wo die Aufmerksamkeit und die Gedanken hingehen, da geht auch die Energie hin. Wo die Energie hingeht, geht auch das Blut hin. Wo das Blut hingeht, ist Sauerstoff und die Regeneration wird angeregt. Durch die Übungen im Qigong ist es möglich, die eigenen körperlichen Disharmonien wahrzunehmen und diese wiederum durch das Üben positiv zu verändern. Mit konsequentem Training werden Blockaden und Schmerzen gelöst. Es kommt zur Regeneration der Wirbelsäule und die Gelenke werden nach und nach beweglicher. Es wächst ein Gefühl der Kraft, der inneren Beständigkeit, die einen den Alltag leichter bewältigen lässt.

21 https://imeinklang.me/abgerufen am 10.7.2022

ÜBUNG

QIGONG

Schulterbreiter Stand, Hände am Unterbauch zwei Finger breit unter dem Nabel. Dieser Bereich wird im Qigong als „Dantian" bezeichnet. Es ist das Zentrum im Inneren, aus dem wir kommen, der Ursprung aller Kraft.

- Frauen legen zuerst die rechte Hand auf Dantian und darüber die linke Hand, Männer beginnen mit der linken Hand und die rechte Hand darüber. Die Augen schließen, die Aufmerksamkeit nach innen auf Höhe Dantian richten. Die Zungenspitze berührt den oberen Gaumen und bleibt dort. Sich innerlich zulächeln, ein Schmunzeln auf den Lippen ist erlaubt. Die Grundstellung ist jederzeit und ohne Beschränkung durchführbar. [22]

Hinweis: Video Qigong-Übungen, angeleitet von Theresia Gutsche

» **VIDEO**: *Grundstellung*

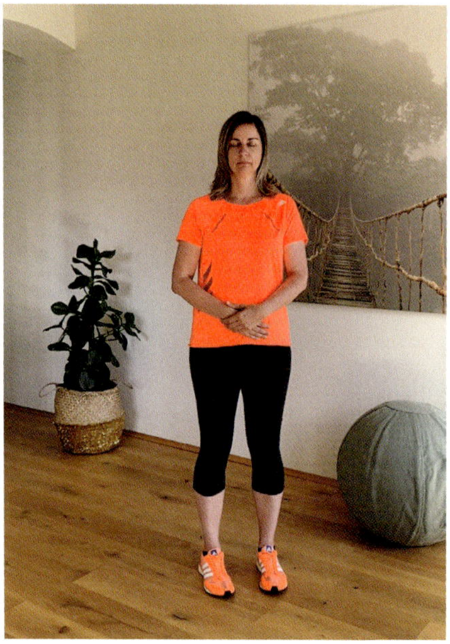

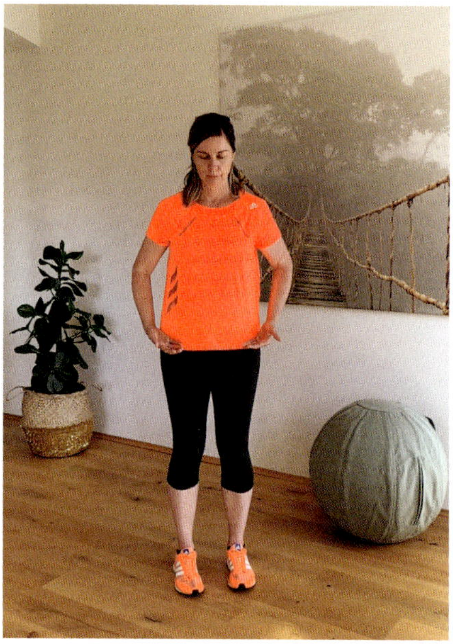

» **VIDEO**: *Chi sammeln*

22 vgl. Wenzel, Herwegh, 2014

Ausdauersportarten

Sportarten wie Nordic Walken, Langlaufen, Schwimmen, Wandern und Radfahren sind die Klassiker der Bewegung mit Lymphödem und werden auch in den Rehakliniken empfohlen. Das Schwimmen möchte ich hervorheben, da das Element Wasser selbst bereits eine entstauende Wirkung besitzt. Wenn Sie schwimmen gehen, ohne den Kompressionsstrumpf zu tragen, wirkt das Wasser wie eine Bandage für Ihr Ödem. Entscheiden Sie sich, mit einem *alten* Kompressionsstrumpf zu schwimmen, wird dieser rückstauende Effekt des Wassers verstärkt. Durch die Schwimmbewegungen kommt es zu einer Muskelaktivität und folglich zur Reduktion der Schwellung. Übungen im Wasser haben dieselbe Wirkung.

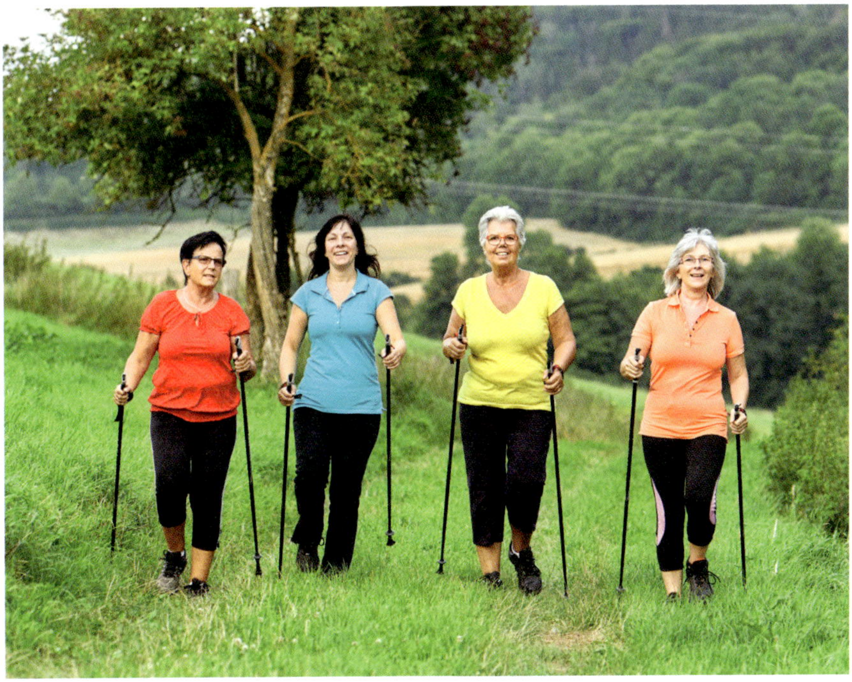

Bewegungsübungen im Wasser

Gehen im Wasser auf Zehenspitzen, die Beine abwechselnd hochziehen und voranschreiten, in die Grätsche gehen und wieder die Beine schließen im Wechsel, am Beckenrand anhalten und die Schwimmbewegung mit den Beinen durchführen. Dies sind mögliche Übungen mit Beinlymphödem.

Mit einem Armlymphödem besteht die Möglichkeit, die Schwimmbewegung im Wasser stehend durchzuführen. Eine leichte Grätsche, mit dem Oberkörper in das Wasser, so dass die Schultern unter Wasser sind. Nun die Arme, die sich neben der Hüfte im Wasser befinden, seitlich nach oben zur Wasseroberfläche bewegen und wieder nach unten zu den Hüften, dabei die Faust schließen und wieder öffnen. Ein wichtiger Aspekt beim Schwimmen ist das automatisch intensivere Atmen. Anschließend möchte ich auf den positiven Aspekt der Atmung auf das Lymphödem näher eingehen.

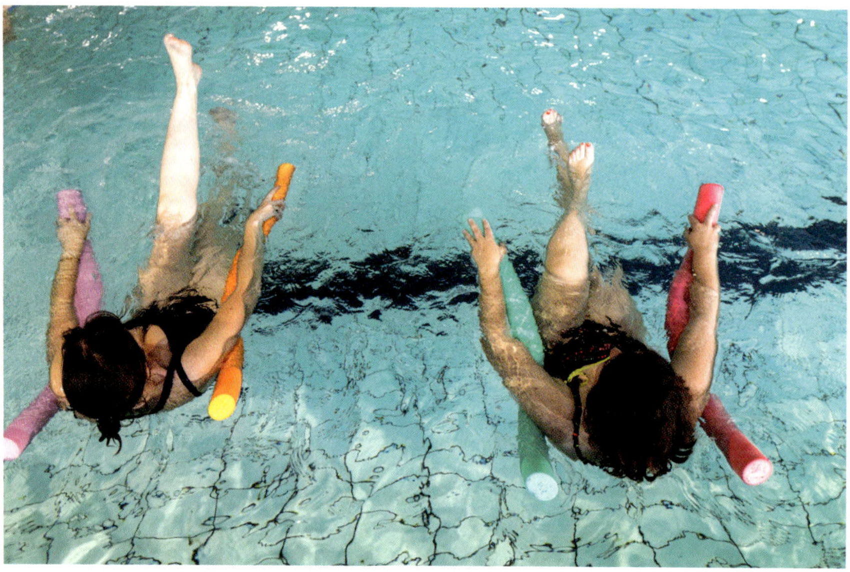

Die Atmung

Die richtige Atmung lässt die Lymphe wie durch einen Sog zurück zum Körperstamm fließen. Aber: Atmen ist nicht gleich atmen. Im Alltag atmen wir nur allzu oft oberflächlich. In meiner Praxis mit den Entstauungsgymnastik-Gruppen an der Lymphklinik fällt mir immer wieder auf, dass viele Menschen ein Problem mit dem richtigen Atmen haben.

Wenn Sie sich schwer in den Atemrhythmus hineinfühlen können, habe ich einen kleinen Trick für Sie. Stellen Sie sich vor Ihrem inneren Auge einen Luftballon im Bauch vor. Beim Einatmen wird dieser Luftballon groß, beim Ausatmen schrumpft er in sich zusammen. Die Atemtherapie können Sie in den Alltag integrieren. Wenn Sie mit dem Lift fahren, beim Zuhören während einer Besprechung, als Beifahrer im Auto, im Wartezimmer beim Arzt, beim Fernsehen, vor dem Einschlafen oder vor dem Aufstehen.

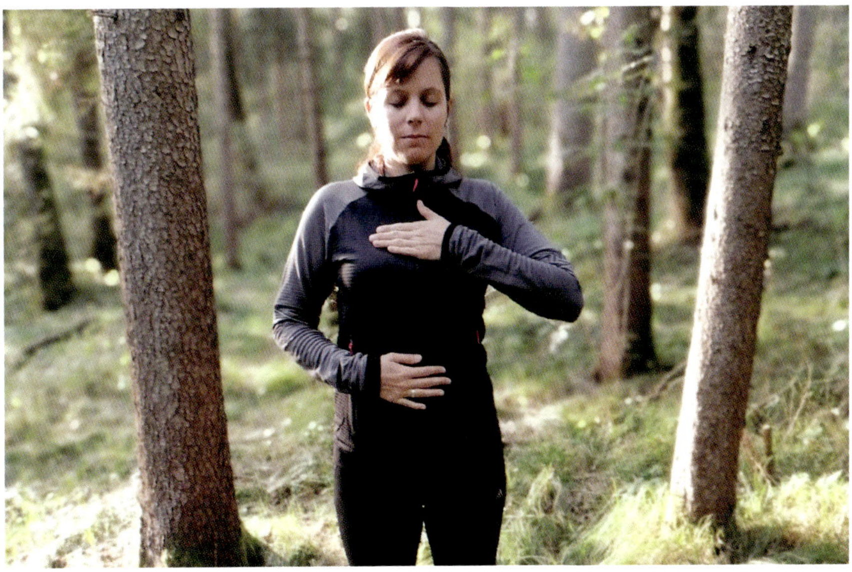

ÜBUNG

WIE ATME ICH RICHTIG?

Einatmen über die Nase ist der erste Schritt zur richtigen Atmung. Die Nase hat Flimmerhärchen, die die angesaugte Luft filtern, also von Bakterien und Staub reinigen und gleichzeitig erwärmen. Das korrekte Ausatmen sollte über den Mund erfolgen.

- Stellen oder setzen Sie sich hin, geben Sie eine Hand auf den Brustkorb und eine Hand direkt über den Nabel.
- Nun atmen Sie über die Nase die Atemluft ein und atmen über den geöffneten Mund aus. Spüren Sie beim Einatmen die Atembewegung unter den Händen. Beim Einatmen wölben sich der Brustkorb und der Bauch gleichmäßig nach vorne, beim Ausatmen sinken sie wieder gleichmäßig ein.

Am Anfang brauchen Sie Zeit, um sich auf das richtige Atmen zu konzentrieren. Begeben Sie sich in eine angenehme aufrechte Position.

- Beim Einatmen über die Nase heben sich der Brustkorb und der Bauch, beim Ausatmen über den Mund werden Brustkorb und Bauch wieder flach.
- Machen Sie 5 bis 10 solcher Atemzüge, dann können Sie wieder in Ruhe Ihrer Arbeit nachgehen.

Wenn Sie das richtige Atmen gut verinnerlicht haben, dann müssen Sie auch die Arme nicht mehr auf Brustkorb und Bauch legen, da Sie die Atmung bereits spüren, wenn Sie sich darauf konzentrieren.

<TIPP 21: Atmen Sie sich frei

Aufklärung und Schulung zur individuellen Selbsttherapie

Im Rahmen der Rehabilitation wird Ihnen die Selbstbandagierung für zu Hause unter Anleitung von einem Physiotherapeuten oder Masseur in Gruppenschulungen gezeigt. Mit ärztlichen Vorträgen und unterstützendem Filmmaterial wird Ihnen die Thematik des Lymphödems nähergebracht. Die Bedeutung der gesunden Ernährung wird von einer Diätassistentin erklärt. Die Bedeutung der seelischen Gesundheit und die damit verbundenen Herausforderungen werden mit einem klinischen Psychologen abermals in Gruppenschulungen gelehrt. Bei individuellen Problemen und auf Wunsch der Patienten werden Einzelsitzungen durchgeführt.

Sie sind dem Ziel easy going Lymphödem
wieder einen Schritt nähergekommen.

Therapieunterstützende Geräte

Zu den therapieunterstützenden Geräten ist zu erwähnen, dass unmittelbar vor diesen Therapien eine manuelle Lymphdrainage zu empfehlen ist, um die angrenzenden Lymphknoten auf die vermehrte Anregung des Lymphrückflusses vorzubereiten.

IPK

Die intermittierende pneumatische Kompression, kurz IPK, ist eine geräteunterstützte Kompression. Die intermittierende pneumatische Kompression wird zur Unterstützung des Lymphrückflusses bei Patienten mit eingeschränkter Mobilität und vor allem bei Patienten mit Arm- und Beinlymphödem angewendet, deren Ödeme sich vermehrt im Vorfuß, Unterschenkel, in der Hand und im Unterarmbereich zeigen. Ein weiterer Grund für die Anwendung ist, wenn mit den vorhandenen Kompressionsstrümpfen oder Verbänden keine ausreichende Entstauung erreicht werden kann.

Aufgepasst: Wenn Sie die Möglichkeit haben, außerhalb der Rehabilitation ein solches Gerät zu benützen, dann sollten Sie unbedingt vor Beginn der Behandlung die angrenzenden Lymphknoten *anregen*, bevor Sie mit der IPK beginnen.[23]

< TIPP 22:
Lymphe anregen vor IPK

23 vgl. Intermittierende pneumatische Kompression: https://www.awmf.org unter Suchbegriff: S1 Leitlinie intermittierende pneumatische Kompression (IPK, AIK) abgerufen am 02.02.2020

Lympha TouchR

Der Lympha TouchR ist eine maschinelle Unterdrucktherapie. Das Gerät wird auf der zu entstauenden Haut angelegt. Im Handteil des Gerätes wird ein Unterdruck erzeugt, der das darunterliegende Gewebe dehnt und die Lymphangiomotorik (die Fähigkeit des Lymphsystems, Lymphflüssigkeit abzutransportieren) anregen soll. Das fibrotische (verhärtete) Gewebe wird gelockert und auch Narben werden weicher. Das Volumen wird durch die Steigerung der Lymphangiomotorik reduziert.[24]

Tiefenoszillation

Hier wird ein gepulstes elektrostatisches Feld angewendet. Die Hand des Behandlers mit Vinylhandschuhen oder ein Applikator (Gerät wie Ultraschallkopf) wird zur Schwingungstherapie auf der Haut aufgebracht. Dies bewirkt eine Ödemreduktion, eine Schmerzreduktion, eine antientzündliche Reaktion, eine Wundheilungsförderung und eine antifibrotische (eine Verhärtung reduzierende) Reaktion.[25]

---

24 vgl. Lymphatouch: https://www.lymphatouch.com abgerufen am 02.02.2020

25 vgl. Tiefenoszillation: https://www.physiomed.de unter physikalische Therapielösungen Tiefenoszillation abgerufen am 02.02.2020

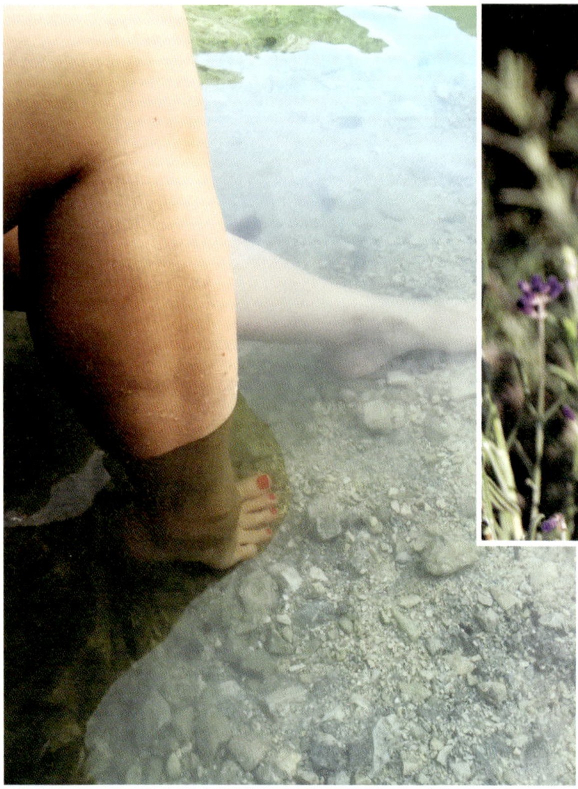
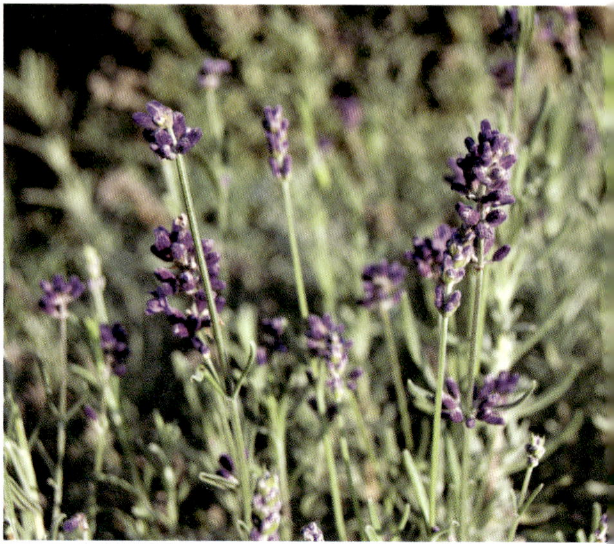
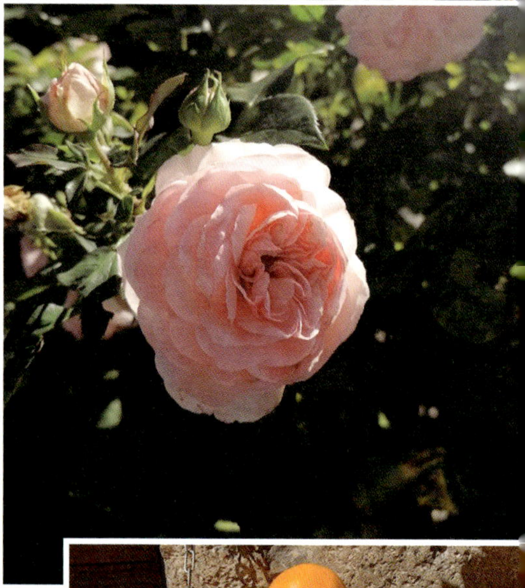
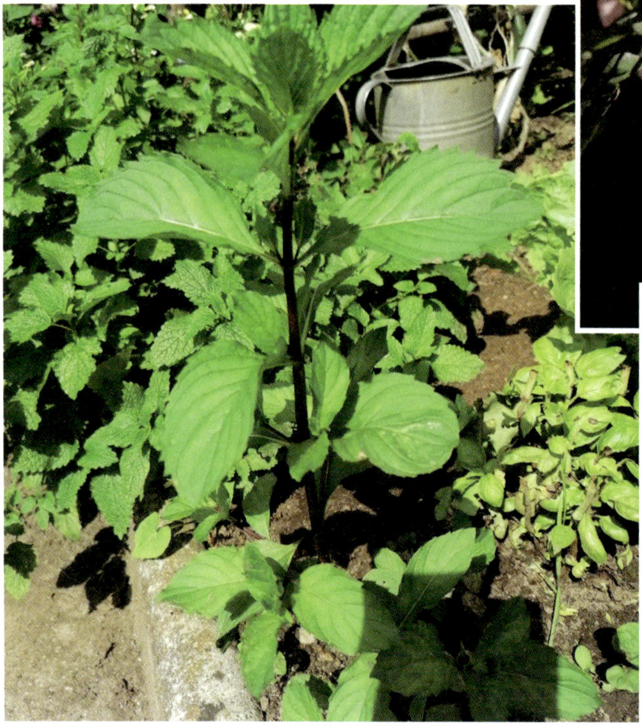
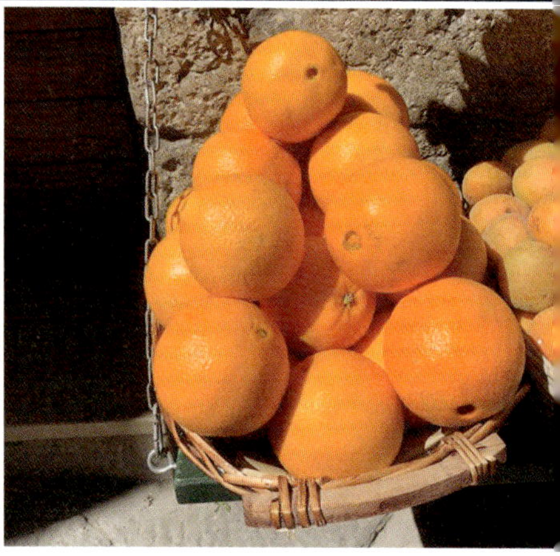

Hilfe zur Selbsthilfe

Wechselduschen

Wechselduschen nach Kneipp bringen nicht nur Sie in Schwung, sondern auch Ihre Lymphe. Die Wechseldusche beginnt mit einer angenehmen warmen bis heißen Dusche. Bei Beginn der Anwendung nicht so große Reize setzen, mit angenehmen Warm- und Kaltreizen arbeiten und langsam steigern. Nach der warmen bis heißen Dusche das Wasser auf kühl bis kalt stellen und mit dem Strahl des Duschkopfes bei den Füßen beginnen. An der Außenseite des rechten Fußes (von der kleinen Zehe) beginnen und dann rechts außen bis zur Hüfte abduschen. Auf die Innenseite des Oberschenkels wechseln und wieder an der Innenseite des Oberschenkels bis zur Innenseite des Fußes (bis zur großen Zehe) duschen. Anschließend zum linken Bein wechseln. Weiter geht es mit den Armen. Den kühlen bis kalten Wasserstrahl am rechten Handrücken (kleiner Finger) außen nach oben führen bis zur Schulter und an der Achsel am Innenarm nach unten führen bis zum Handrücken (Daumen). Den linken Arm in derselben Reihenfolge abduschen. Wenn Sie dies geschafft haben, dürfen Sie noch eine 2. Runde durchführen. Wieder mit einer warmen bis heißen Dusche beginnen und dann mit dem Strahl des Duschkopfes rechts an der Fußaußenseite (kleine Zehe) anfangen. Die Wechseldusche wird zwei Mal durchgeführt, warm/kalt, warm/kalt. Bei Beendigung für schnelle Wiedererwärmung sorgen. Die Anwendung trainiert die Blutgefäße durch die kalten und warmen Reize.[26]

< TIPP 23: Gefäßtraining – Wechselduschen

26 vgl. Wechselduschen: https://www.kneipp.com/at_de/kneipp-wissen/kneipp-anwendunge/wechselduschen-shortcut/ abgerufen am 01.09.2021

< TIPP 24:
Arm oder Bein hochlagern

Lagerung

Das Hochlagern der betroffenen Lymph-Gliedmaße in einem leicht abfallenden Winkel ist eine einfache und effektive Hilfe zur Selbsthilfe. **Verbinden Sie das Hochlagern mit einer Atemtherapie, die Lymphe kann so gut zum Körperstamm zurückfließen.**

Zum Hochlagern eignen sich medizinische Venenkissen und Keilkissen, da diese den Rückfluss der Lymphe optimal unterstützen. Die Lagerung bietet sich an beim Lesen, beim mittäglichen kurzen Nickerchen nach dem Essen (Powernapping), bei der Lymphdrainage oder beim Fernsehen.

Hilfe aus der Natur

Dieser Ratgeber soll Ihnen verschiedene Möglichkeiten zum Umgang mit dem Lymphödem aufzeigen. Die hier beschriebenen Salben, Tees, ätherischen Öle und Anwendungen stammen aus den Erfahrungsberichten von Patienten und der Arbeit mit dem Lymphödem der letzten 20 Jahre.

Drainagesalbe

Lymphdiaral ist ein homöopathisches Komplexmittel in Form einer Salbe. Die Drainagesalbe wird zur lokalen Anwendung bei Schwellung und Entzündungen der Lymphknoten und bei Störungen des Lymphabflusses angewendet.

Lymphdiaral enthält Wirkstoffe mit einer regulierenden Wirkung auf den Zu- und Abfluss der Lymphe, die Versorgung des Gewebes mit Nährstoffen und Sauerstoff und den Abtransport von Schad- und Schlackenstoffen. Die Salbe wird auf die Haut aufgebracht und in kreisenden Bewegungen im Lymphknoten- und Lymphabflussbereich (Hals, Leiste) und danach im Bereich der Beschwerden einmassiert. Die übliche Dosis bei Erwachsenen, Jugendlichen und Kindern von 7 bis 12 Jahren sieht vor, 1 bis 3 Mal täglich 2–3 cm Salbenstrang auf die Haut aufzubringen.[27]

Homöopathische Konstitutionsmittel wie Globuli und andere Mittel in Tropfenform unterliegen immer einer Konsultation beim Arzt, daher wird hier auf andere Mittel in der Homöopathie nicht näher eingegangen.

Lymphtee

< TIPP 25: Lymphtee statt Kaffee

Zur sanften Ausleitung wird in vielen Büchern der Lymphtee beschrieben. Folgende Rezeptur hat sich bei den befragten Patienten bewährt.

LYMPHTEE

ZUTATEN:

- 30 g Buchweizen
- 30 g Steinklee
- 30g Melisse
- 30 g Rosskastanie
- 30 g Brennnessel
- 30 g Rotes Weinlaub

ZUBEREITUNG:

- Für eine Tasse Tee benötigen Sie 1 gehäuften Kaffeelöffel der Teemischung. Mit ca. 125 ml kochend heißem Wasser übergießen, 5 Minuten ziehen lassen, dann abseihen und in kleinen Schlucken warm oder kalt trinken.

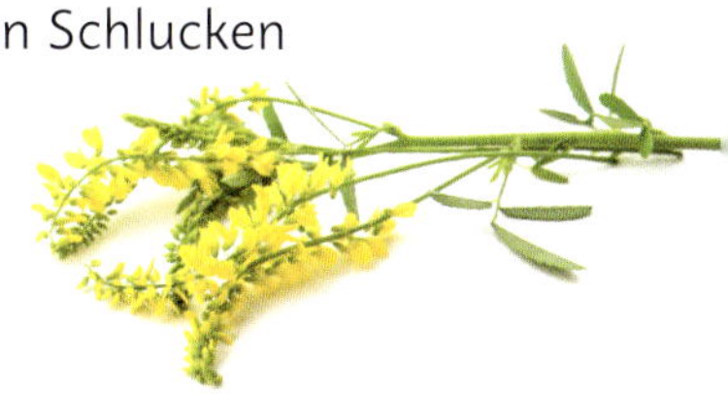

EINNAHME:

- 3 Mal täglich 1 Tasse

27 vgl. Pascoe-Kompendium, 2013

Der Lymphtee ist Immunsystem stärkend, entzündungshemmend und steuert die Flüssigkeitsregulation, der Aspekt, der beim Lymphödem die wichtigste Komponente darstellt.

Die Diätologin Frau Sabitzer Inge[28] hat an der Lymphklinik in Wolfsberg einen Lymphtee kreiert. Aufgrund ihrer langjährigen Erfahrung hat sie die Rezeptur immer wieder den Bedürfnissen der Patienten mit dem Beschwerdebild *Lymphödem* angepasst.

Pfefferminztee

Im Sommer, wenn es sehr heiß ist, können Sie sich von innen kühlen, denn mit Bandagen ist Ihnen immer warm.

PFEFFERMINZTEE

ZUBEREITUNG:

- wie bei Lymphtee

EINNAHME:

- bis zu einem halben Liter Tee pro Tag

Übrigens: Alle Tees trinkt man kurmäßig über einen Zeitraum von max. 2–3 Wochen, danach sollte man eine Pause machen! Die übrige Zeit ist Wasser (verfeinert mit Gurken, Zitronen, Orangen oder Beeren) oder Mineralwasser eine gute Alternative.

28 Lavanttaler Lymphtee, erhältlich in der Team Santé Barbara Apotheke in Wolfsberg, *www.barbara-apotheke.at*

Pfefferminzhydrolat

Wie bereits beim Paradebeispiel eines Lymphödem-Tages erwähnt, trägt das Pfefferminzhydrolat zur *äußerlichen* Erfrischung bei. Das ätherische Öl der Pfefferminze hat eine gefäßverengende Wirkung und daher einen kühlenden Effekt. Es wirkt außerdem noch entzündungshemmend und schmerzlindernd. Allerdings sollte man für eine kühlende Anwendung lediglich Pfefferminzhydrolat verwenden. Das ätherische Pfefferminzöl ist nicht für die Anwendung direkt auf der durch das Lymphödem gestressten Haut geeignet! Sprühen Sie das Pfefferminzhydrolat auf die Haut oder sanft auf den Kompressionsstrumpf. Auf der Haut wirkt das Hydrolat kühlend und erfrischend. Auf dem Kompressionsstrumpf wirkt das aufgesprühte Gemisch länger kühlend. Bis der Strumpf trocknet, hält der angenehme Kühlungseffekt an. Ein abgekühlter Pfefferminztee kann ebenso in eine Sprühflasche gegeben und zum Kühlen verwendet werden.

< TIPP 26:
Pfefferminzhydrolat bei Hitze oder als Wohltat

Hautpflege zum Selbermachen

Die nachfolgenden Rezepte habe ich von Frau Ingrid Kleindienst-John, Aromatherapeutin und selbst auch Lymphpatientin, zur Verfügung gestellt bekommen. Jedes Rezept wurde von ihr erprobt und getestet.

Nur auf gesunder Haut, die nicht zu Allergien neigt, anwenden.

LEICHTE PFLEGE FÜR DEN MORGEN

Dieses Fluid eignet sich für die Pflege in der Früh vor dem Anziehen des Kompressionsstrumpfes, da es schnell einzieht. Für ein sanftes Fluid benötigen Sie einen 50ml-Airless-Spender oder eine entsprechende Flasche aus Kunststoff.

ZUTATEN:

› 25 ml Mandelöl
› 5 Tropfen Grapefruit
› 2 Tropfen Weihrauch indisch
› 1 Tropfen Lavendel fein
› 1 Tropfen Rose bulgarisch in Jojobaöl
› 25 ml Rosenhydrolat

ZUBEREITUNG:

· Zuerst füllen Sie 25 ml Mandelöl ein, dann fügen Sie die ätherischen Öle dazu.

· Schütteln Sie alles kurz und fügen Sie dann 25 ml Rosenhydrolat hinzu.

· Das Fluid vor jedem Gebrauch immer gut schütteln.

HALTBARKEIT

· Die Mischung hält bei normaler Zimmertemperatur ca. 3–4 Wochen, also nie zu viel davon herstellen.

PFLEGE FÜR DEN ABEND

ZUTATEN:

- je 50 ml Mandel- und Jojobaöl
- 10 g Bienenwachs
- 40 ml Rosenhydrolat
- insgesamt ca. 10 Tropfen ätherischer Öle (beispielsweise 4 Tropfen Palmarosa, 2 Tropfen Lavendel fein, 2 Tropfen Manuka und 2 Tropfen Zitrone)

ZUBEREITUNG:

· Erwärmen Sie die fetten Öle vorsichtig gemeinsam mit dem Bienenwachs (das Bienenwachs schmilzt bei etwa 65 °C), bringen Sie parallel dazu das Rosenhydrolat auf die gleiche Temperatur. Das Rosenhydrolat wird unter ständigem Rühren in die ölige Masse eingerührt.

· Lassen Sie alles etwa auf Handwärme abkühlen und rühren Sie danach die ätherischen Öle ein. Rühren Sie so lange, bis die Masse abgekühlt ist.

· Füllen Sie die Creme in einen Tiegel. Fertig!

LAGERUNG

· Lagern Sie die Creme an einem kühlen Platz.

Achtung: nicht in den Kühlschrank stellen (der ist zu kalt und Ihre Creme würde sich wieder „auseinander"setzen)

REICHHALTIGE PFLEGE FÜR DEN ABEND

Dieses Pflegeöl eignet sich für extrem trockene und aufnahmebereite Haut. Sie können das Pflegeöl selbst herstellen oder in einer Apotheke zubereiten lassen. Die Ölmischung ist für die Pflege am Abend gedacht, da es ein sehr reichhaltiges Körperpflegeöl ist und eine gewisse Zeit benötigt, um in die Haut einzuziehen.

ZUTATEN:

› 25 ml Jojobaöl
› 25 ml Macadamianussöl (oder alternativ Mandelöl)
› ätherische Öle: 10 Tropfen Orange süß, 3 Tropfen Rosengeranie, 2 Tropfen Myrrhe

ZUBEREITUNG:

· Füllen Sie die angegebenen Zutaten in eine 50-ml-Flasche, am besten eignet sich dafür ein sogenannter Airless-Spender.

HALTBARKEIT

· Die Haltbarkeit beträgt bei Zimmertemperatur ca. 2–3 Monate.

< TIPP 27:
Raue Haut ist out

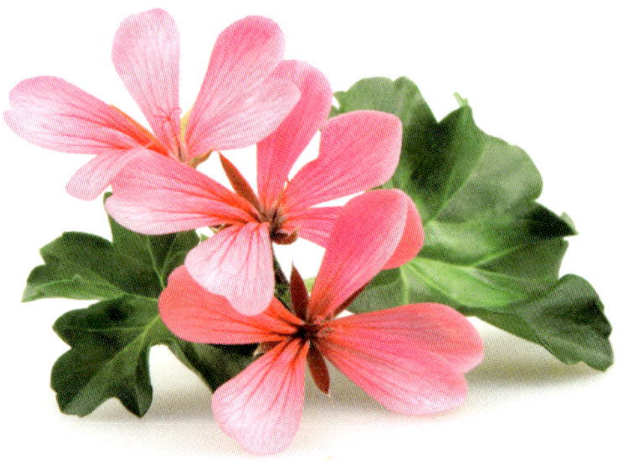

Pflege für gereizte Haut – Gänseblümchenöl

Für die Hautpflege empfiehlt sich auch ein Ölauszug aus Gänseblümchen, die durch ihre Inhaltsstoffe besonders beruhigend auf gereizte Haut wirken.

ZUBEREITUNG:

- Pflücken Sie eine gute Handvoll Gänseblümchenblüten und -blätter, füllen Sie diese in ein Schraubverschlussglas, übergießen Sie sie mit Mandelöl oder Distelöl und lassen Sie alles 2–3 Wochen ausziehen. Seihen Sie danach das Öl gut ab und füllen Sie es in ein Braunglasfläschchen um.
- Sie können dieses Öl entweder gleich so für die Hautpflege einsetzen oder eine Salbe daraus herstellen. Fertig!

Gänseblümchen-Salbe

Die Salbe ist sehr hautpflegend.[29]

- In 30 ml Gänseblümchen-Ölauszug schmelzen Sie 2 g Bienenwachs auf. In einen Tiegel füllen. Fertig!

29 Buchtipp: SOS Hexenschuss: Die besten Rezepte bei kleinen Beschwerden von Ingrid Kleindienst-John

Abkühlen

An heißen Sommertagen ist das Tragen der Kompressionsstrümpfe sehr herausfordernd und anstrengend. Wenn sich kein größeres Gewässer in Ihrer unmittelbaren Nähe befindet, können Sie auch zu Hause Ihren Beinen oder Armen Gutes tun. Ein Wasserfass oder eine große Wanne bzw. ein Kinderpool kann, gefüllt mit kaltem Wasser (auch am Balkon), Abhilfe und Erleichterung verschaffen. Vielleicht gibt es in der Nähe Ihres Wohnortes einen Bach, dann nichts wie hin und die Füße im kalten Wasser *vertreten*. Das verschafft Ihnen eine kühle Linderung.

< TIPP 28:
Im Sommer ins kalte Nass

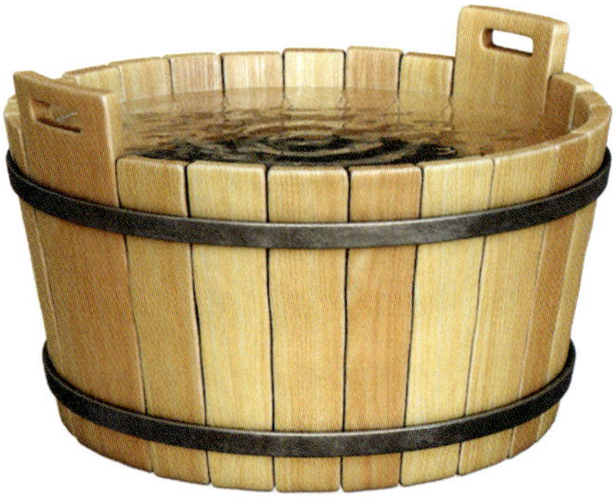

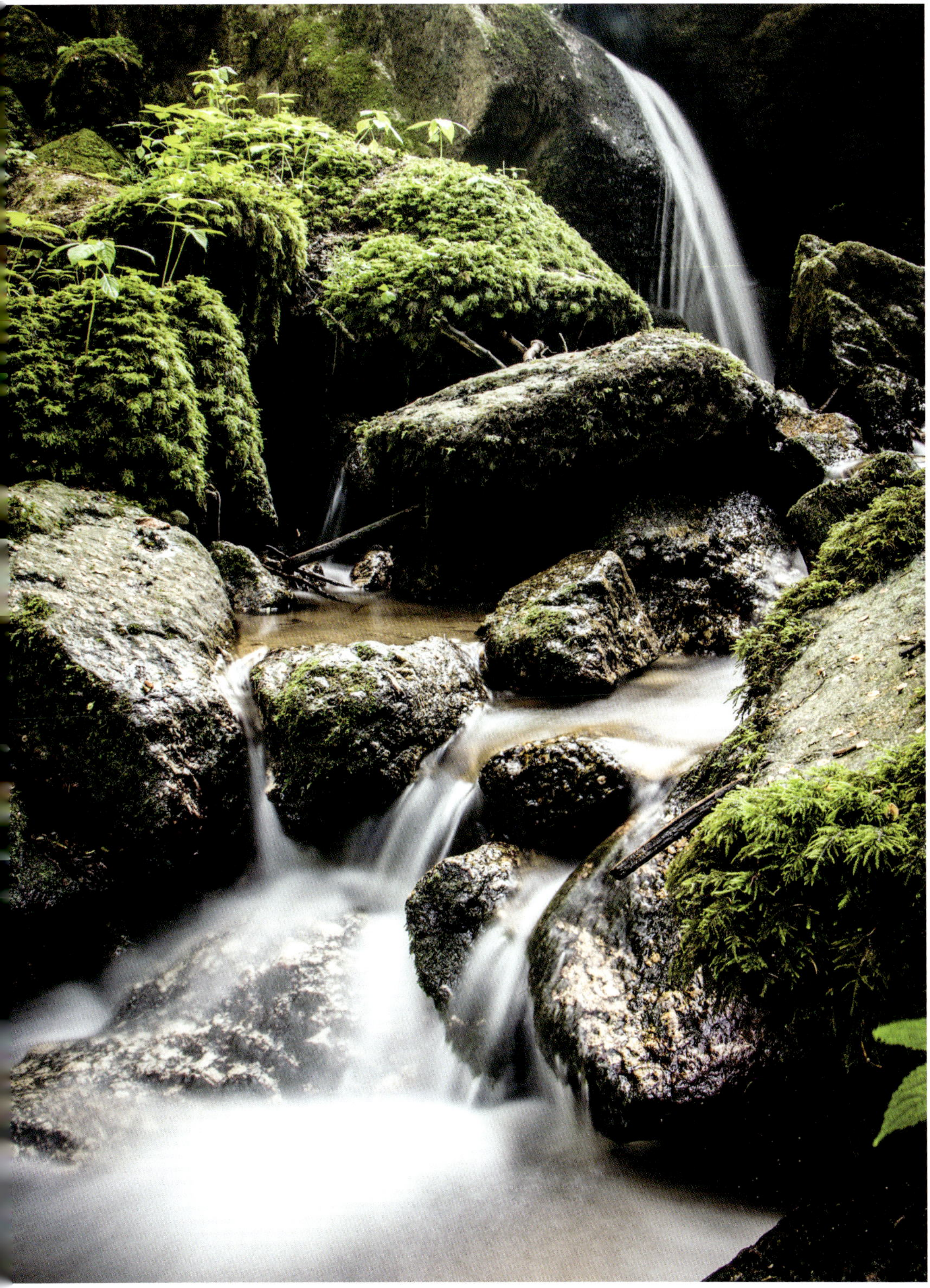

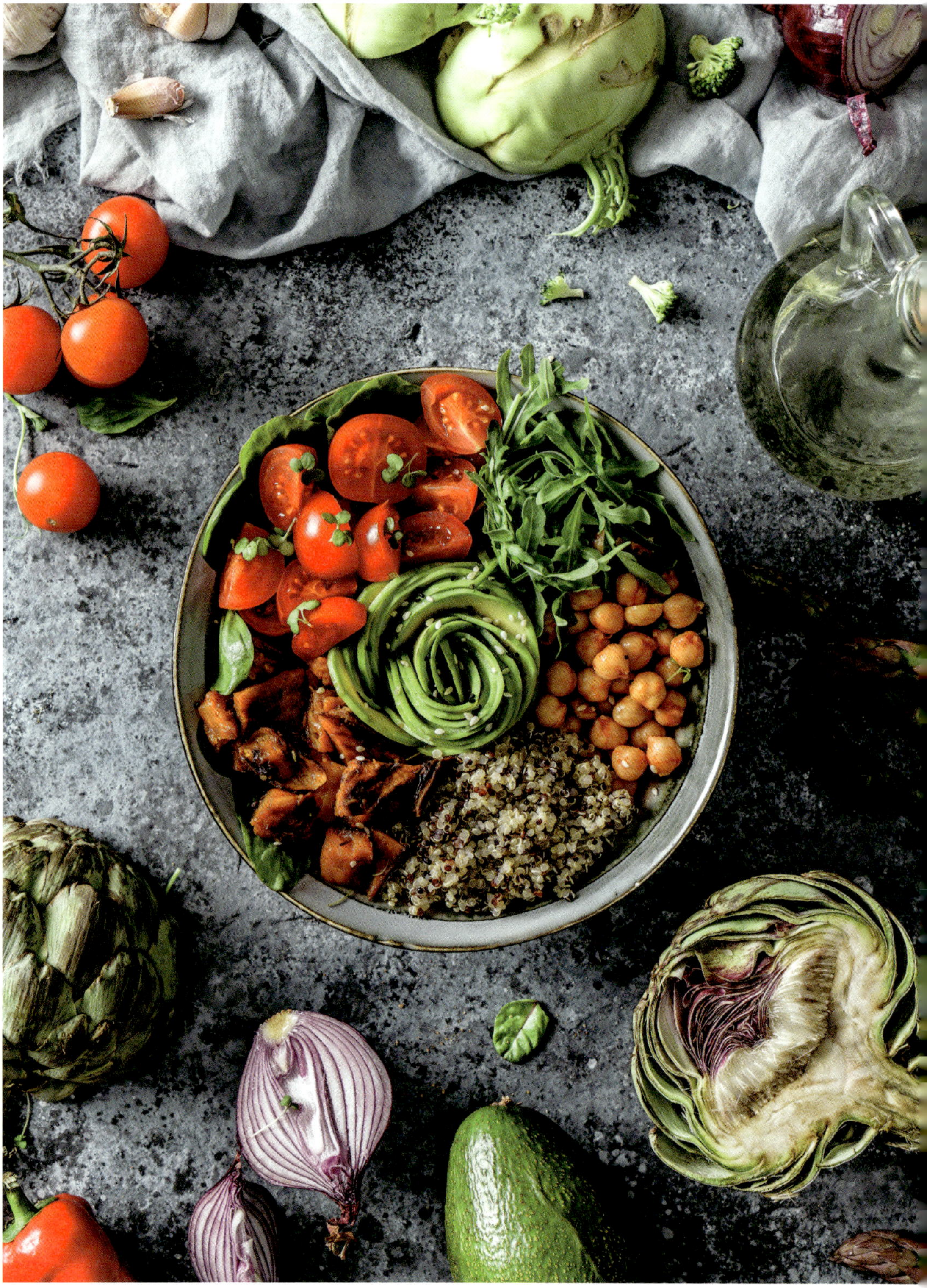

Ernährung

Entschlacken

Die Lymphe ist die Klär- und Filteranlage des Körpers. Jegliche Form von Zellabbauprodukten wird mit der Lymphe über die Niere und dann über den Harn ausgeschieden. Auch beim gesunden Menschen wird zumindest ein Mal im Jahr eine Entschlackungs- und Entgiftungskur empfohlen. Das Fasten in der Vor-Osterzeit hat mitunter die Wirkung, den Körper von den Schlackenstoffen des Winters zu befreien und wieder fit für das restliche Jahr zu machen. Wenn Sie sich für eine Fastenkur entscheiden, empfehle ich Ihnen, für das erste Mal einen Fastenbegleiter aufzusuchen. Eine weitere Möglichkeit, die dem Körper hilft, angesammelte Schlacken abzubauen, ist das Basen-Bad.

Basen-Bad

Übermäßige säurelastige Ernährungsgewohnheiten führen zur Ansammlung von Säuren im Körper. Diese Überlastung zeigt sich bei vielen Menschen mit zunehmend unangenehmen Hauterscheinungen. Starkes Schwitzen, Juckreiz, Akne oder Schuppen deuten darauf hin, dass der Säure-Basen-Haushalt im Ungleichgewicht ist. Im sauren Milieu gedeihen Pilze, Viren und Bakterien gut.

Das Basen-Bad ist eine Möglichkeit, um den Körper bei der Entgiftung der anfallenden Säuren zu unterstützen. Während der Badebehandlung sind die Hautporen offen und die Schweißdrüsen und Talgdrüsen werden aktiviert. Der Körper wird von anfallenden Schlacken und Säuren über das Basen-Bad entlastet und kann diese über die Haut ausschleusen. Ein weiterer Effekt des Basen-Bades ist, dass die Haut wieder lernt, sich selbst rückzufetten, und dies begünstigt die Regenerierung und die

< TIPP 29:
regelmäßig den pH-Wert beim Basen-Bad nachmessen

Stärkung des hauteigenen Lipidschutzmantels. Der Lipidschutzmantel, auch Hydrolipid-Mantel genannt, liegt auf der Hautoberfläche und schützt die Haut vor Austrocknung, äußeren Einflüssen wie Hitze und Kälte, Reibung usw.

Ein weiterer positiver Effekt des basischen Vollbades ist die Entspannung der Muskulatur. Die Muskulatur wird erwärmt, Verspannungen lösen sich. Der Vollständigkeit halber möchte ich die weiteren basischen Anwendungsmöglichkeiten kurz erwähnen. Neben dem basischen Vollbad sind auch Fuß- und Handbad, Waschungen/Abreibungen, Peelings, Mund- und Nasenspülungen, Inhalationen, Dampfbäder, Deo und Zahnpflege, Wickel (Strümpfe, Stulpen, Vliesmasken) und Massagen möglich. Sie benötigen ein geeignetes Basenpulver für die Badeanwendung. Die Dosierung ist der Packungsbeilage zu entnehmen. Die Wassertemperatur sollte nur im Bereich der Körpertemperatur von 36,5 bis 37,4 Grad liegen. Diese Temperatur stellt für den Körper und das Lymphödem einen geringen Reiz dar. Die angenehme Wirkung des Badens und der rückfettende Effekt des Basenbadens sind mit dieser Temperatur perfekt gegeben. Bewegen Sie während des Badens immer wieder die Arme und die Beine, um den Kreislauf zu aktivieren.

Wie oft soll gebadet werden?

Ideal ist es, ein basisches Vollbad 2 bis 3 Mal die Woche durchzuführen, für die Dauer von 4 Wochen, dann wird in der Literatur eine Pause empfohlen.

Dauer des Badens

Je länger Sie baden, desto besser! In der Literatur wird ein Basen-Bad für 60 bis 120 Minuten empfohlen. Dies beinhaltet ein Nachmessen des pH-Wertes des Badewassers. Dazu können Sie sich pH-Teststreifen in der Apotheke oder im Reformhaus besorgen. Mit diesen pH-Teststreifen messen Sie alle 20 bis 30 Minuten das Badewasser nach und werden sehen, dass das Basen-Bad mit der Zeit in den sauren Bereich geht und Sie zusätzliches Basenpulver hinzugeben müssen. Warum ist das so? Ihr Körper gibt die Säuren an das Basen-Bad ab, somit wird es sauer. [30]

Eine weitere Möglichkeit, den Körper beim Ausscheiden von überschüssigen Säuren zu unterstützen, ist die Bürstenmassage.

Bürstenmassage

Durch das Bürsten wird die Haut von Schüppchen (Bakterien, Pilzen, Viren) gereinigt und es wird der Hautstoffwechsel angeregt. Die Durchblutung wird gefördert und die Muskulatur erwärmt. Die Lymphgefäße werden angeregt und der Lymphrückfluss somit angekurbelt. Es gibt verschiedene Bürstenstärken von sehr weichen bis zu sehr kräftigen Borsten. Beim Lymphödem suchen Sie sich Bürsten mit einer weichen bis mittelweichen Stärke aus. Es gibt die Möglichkeit, trocken oder nass zu bürsten. Die Bürstenrichtung ist dieselbe Richtung, wie die Abfolge der manuellen Griffe Ihres Therapeuten bei der für Sie zugeschnittenen Lymphdrainage. Ihr Therapeut kennt die auf Ihr Krankheitsbild abgestimmte Lymphrückflussrichtung3 und kann Ihnen diese zeigen.[31]

< TIPP 30:
Bürsten für die Gesundheit!

Es gibt in den Reformhäusern Informationsbroschüren über Bürstenmassagen. Fragen Sie dort nach und beachten Sie dabei die spezielle Lymphrückflussrichtung bei Ihrem Lymphödem.

30 vgl. Jentschura, 2016
31 vgl. Jentschura, 2016

Richtige Ernährung beim Lymphödem

Es gibt keine wissenschaftlich hinterlegten Studien zur richtigen Ernährung bei der Erkrankung mit Lymphödem. In der heute säureüberschüssigen Zeit ist es wichtig, unseren Körper mit basischer und abwechslungsreicher Ernährung gut zu versorgen. Nicht jeder Aspekt einer gesunden Ernährung wirkt sich unmittelbar auf einen ausgeglichenen Säure-Basen-Haushalt aus, aber eine vorwiegend vollwertige Ernährung ist dafür von erheblicher Bedeutung.

< TIPP 31: Essen, Vollwert, Basisch

Die vollwertige Ernährung beinhaltet laut deutscher Gesellschaft für Ernährung 10 Regeln. Genießen Sie die Lebensmittelvielfalt. Je abwechslungsreicher der Teller, desto besser für Sie und Ihren Säure-Basen-Haushalt. Mindestens 3 Portionen Gemüse und 2 Portionen Obst am Tag sind empfehlenswert.

Bei Getreideprodukten sollten Sie der Vollkornvariante den Vorzug geben. Milch und Milchprodukte können Sie täglich zu sich nehmen und ein bis zwei Mal pro Woche Fisch.

Bei Fleisch sollte die Menge von 300 bis 600 g pro Woche nicht überschritten werden. Bevorzugt sollen pflanzliche Öle wie Rapsöl verwendet werden.

Versteckte Fette, die *unsichtbar* in Wurst, Gebäck, Süßwaren, Fast Food und Fertigprodukten vorkommen, sollen vermieden werden. Hier gibt es speziell beim Lymphödem eine Ergänzung: MCT-Fette. Dies sind mittelkettige Triglyceride (MCT), sie müssen während ihres Verdauungsprozesses nicht über die Lymphgefäße abtransportiert werden. Das bedeutet, dass der Abfluss der Lymphflüssigkeit bei einem bestehenden Lymphstau nicht blockiert wird. MCT-Fette können zum schonenden Braten mit niedriger Temperatur und für kalte Speisen wie Salate gut verwendet werden. MCT-Produkte sind in Reformhäusern erhältlich. In der Medizin gibt es spezielle Erkrankungen das Lymphödem betreffend, für die die Einhaltung einer MCT-Diät empfohlen wird. Dies sind angeborene oder erworbene Fehlbildungen des Lymphgefäßsystems der inneren Organe, mit freier Flüssigkeit in den Hohlorganen des Brust- und Bauchraumes und bei Blockaden des Abflusses der Lymphe aus dem Darm. Wenn Sie von den angeführten Erkrankungen des Lymphödems betroffen sind, können Sie sich an Ihren behandelnden Arzt oder an einen Diätologen wenden.

Grundsätzlich gilt es, mit Zucker gesüßte Lebensmittel und süße Getränke zu vermeiden, salzreiche Lebensmittel und Salz zu reduzieren. Nutzen Sie stattdessen Kräuter und Gewürze, um Ihre Speisen geschmackvoller zuzubereiten.

Wasser ist das Getränk, von dem man rund 1,5 Liter jeden Tag zu sich führen soll. Ungesüßte Tees und kalorienfreie Getränke werden ebenfalls empfohlen. Auch die richtige Zubereitung ist von Bedeutung. Es wird empfohlen, die Speisen so kurz wie möglich und so lange wie nötig zu garen und vor allem Gebratenes nicht zu dunkel werden zu lassen.

Achtsames Essen in Ruhe und gründliches Kauen fördern die richtige Aufnahme der Nahrung und verhindern ein Essen über das Völlegefühl hinaus.

Die 10. Regel, die für mich als Physiotherapeutin erfreulichste Regel, sieht regelmäßige Bewegung vor. Das Gewicht kann mit vollwertiger Ernährung und körperlicher Aktivität gut gehalten werden und da wären wir wieder beim Integrieren der Bewegung in den Alltag, z. B. mit dem Rad in die Arbeit fahren, Treppen steigen statt Liftbenutzung, kurze Wege ohne Auto bewältigen, im Büro ein Mal mehr aufstehen und sich bewegen, u.v.m.[32]

< TIPP 32: Bewegung in den Alltag integrieren

In der Literatur sind basische Säfte, Brühen sowie Säure-Basen-Mittel unterstützend zur vollwertigen Ernährung zu finden. Heilwässer gegen Magensäureüberschuss werden empfohlen. Säfte wie Karottensaft mit ein paar Tropfen kalt gepresstem Öl, Pfirsich-Orangen-Saft und Grapefruitsaft wirken basisch.

Der Körper benötigt Säuren und Basen in einer harmonischen Zusammensetzung. Die einzelnen Stoffwechselvorgänge wie z. B. die Verdauung können so reibungslos funktionieren. Ein Viertel der täglichen Nahrungszufuhr kann säurebildend sein und drei Viertel sollten basisch sein.[33]

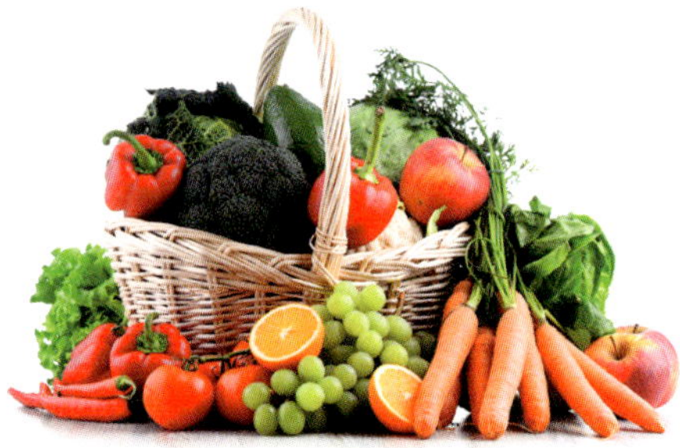

32 vgl. 10 Regeln der vollwertigen Ernährung: https://www.dge.de/ernaehrungspraxis/vollwertige-ernaehrung/10-regeln-der-dge/?L=0# abgerufen am 05.03.2020

33 Buchtipp: Säure-Basen-Balance mit Lebensmitteltabellen von Prof. Dr. Jürgen Vormann, GU Verlag

BASENBRÜHE

ZUTATEN

- 1½ Liter Wasser
- 3 mittelgroße Kartoffeln
- 1 Möhre
- 1 großes Stück Sellerie

ZUBEREITUNG

· Das Gemüse 2 Stunden lang im Wasser köcheln. Anschließend das Gemüse entfernen und die Gemüsebrühe möglichst frisch über den Tag verteilt trinken.[34]

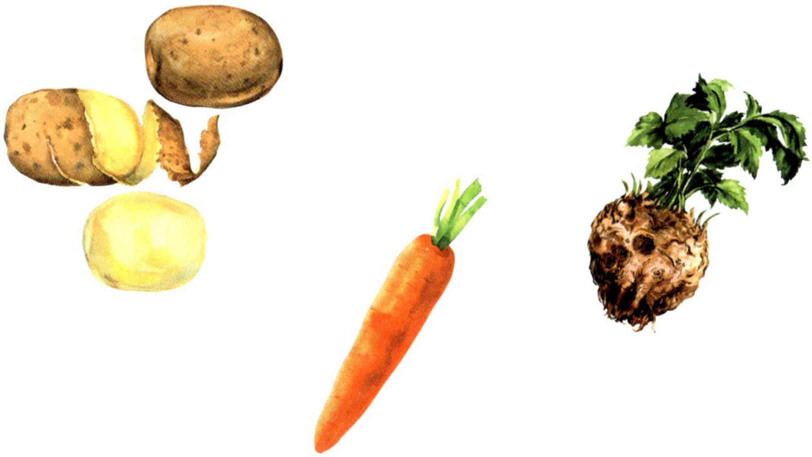

34 vgl. Linek, 2019

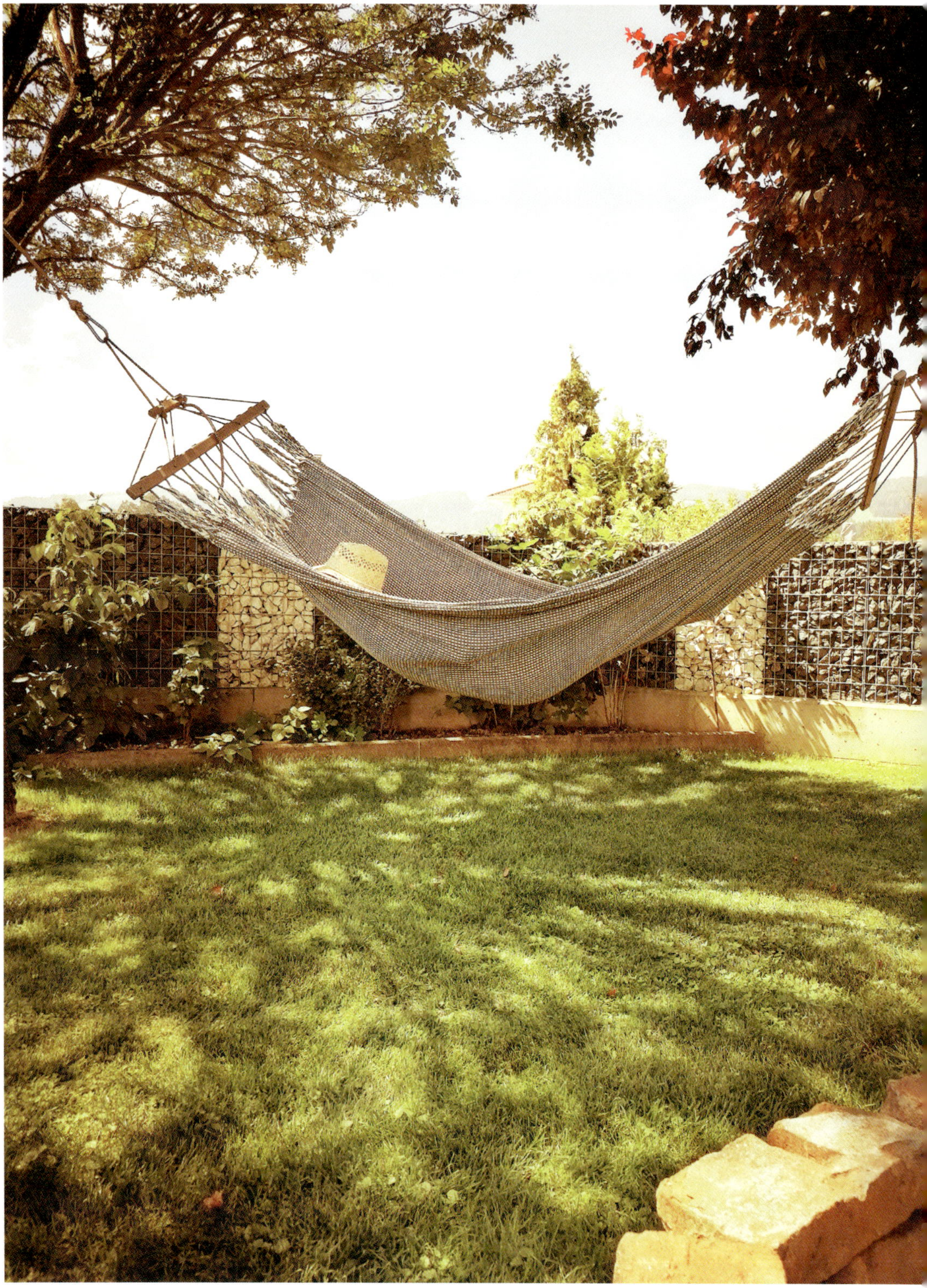

Mentale Herausforderung

Warum ich? Eine berechtigte Frage! Von mir befragte Patienten im Rahmen meiner Masterthesis haben durchwegs positive Antworten in Bezug auf diese Frage gegeben. Das positive Verhalten einer betroffenen Gruppe mit einem auftretenden Problem wie dem Lymphödem nennt man in der Fachsprache Coping-Verhalten.[35] Das Coping-Verhalten der befragten Frauen war durchwegs positiv und motivierend!

Es zeigte sich im Rahmen der Masterarbeit, dass vor allem eine positive Grundeinstellung der Betroffenen zur Erkrankung eine Erleichterung im Umgang mit der Krankheit bewirkt. Sätze wie *froh sein, dass es Hilfe gibt, starrende Menschen anlächeln* und *mit dem Lymphödem, nicht für das Lymphödem leben, man muss bereit sein, sich helfen zu lassen* und *braucht auch viel Geduld* haben Patienten genannt, die selbst von sich behaupten im *Reinen* mit der Krankheit zu sein.

< TIPP 33: Nicht für, sondern mit dem Lymphödem

Mit dem Resultat der positiven Antworten wirft sich immer wieder die Frage auf, ob man sich strikt an alle Vorgaben beim Lymphödem halten müsse. Diese Frage bekommen auch die Ärzte an der lymphologischen Klinik immer wieder gestellt.

Aus Tatsachenberichten und Erzählungen von meinen Patienten mit Lymphödem in den letzten Jahren und in interdisziplinären (Arzt, Physiotherapeut, Diplomierte Gesundheits- und Krankenpfleger, Psychologe, Diätassistent, Masseur, Bandagist) Besprechungen kommen alle immer wieder auf dasselbe Resultat. Jeder von uns ist ein Individuum

35 vgl. Blättner, 2005

und reagiert unterschiedlich auf äußere Einflüsse. Es gibt Lymphpatienten, die auf Saunagänge schwören. Andere brauchen nur eine Sauna zu sehen und nehmen schon an Volumen im Ödem-Bereich zu. Wenn Sie verstehen, dass nur Sie wissen, was Ihnen guttut und was nicht, dann lässt sich für Sie das Leben mit Lymphödem um vieles leichter gestalten. Eine Möglichkeit, Ihrem Körper Gutes zu tun, ist es, in die Natur zu gehen. Vielleicht machen Sie es instinktiv und suchen bereits die Nähe des Waldes oder Sie brauchen noch ein paar Fakten, um sich auf das Erlebnis Waldbaden einzulassen.

Waldbaden

< TIPP 34:
Waldbaden, auftanken!

Das Waldbaden wurde von japanischen Wissenschaftlern genauer untersucht. Es bezeichnet ein bewusstes Erleben, Entspannen und Stärken der Immunabwehr in der Umgebung Wald. Der japanische Name *Shinrin Yoku* bedeutet *baden im Wald*, womit nicht das Baden in einem Waldsee gemeint ist, sondern das Baden in der Atmosphäre des Waldes. Ein wichtiger Bestandteil des Waldbadens ist das bewusste Erleben der Natur mit allen Sinnen, auch in Kombination mit Entspannungsübungen. Diese Entspannungsübungen können eine einfache Atemübung, eine Yoga- oder Qigong-Übung sein. Waldbaden kann aber auch ein achtsames Spazieren im Wald sein. Den Duft des Waldes wahrnehmen, dem Gesang der Vögel lauschen, den Ameisen beim Sammeln der *Waldschätze* zusehen, mit der Hand über das weiche Moos streichen, einen Baum umarmen, all dies aktiviert unseren Parasympathikus. Der Parasympathikus bewirkt eine Entspannung des Organismus und senkt somit den Blutdruck und Puls. Es herrscht eine höhere Luftfeuchtigkeit im Wald, so werden unsere Atemwege besser befeuchtet und sind weniger anfällig für Bakterien und Viren. Die Immunabwehr wird durch sogenannte Terpene (Botenstoffe), die über die Nadeln und Blätter der Bäume wirken, unterstützt.[36]

---

36 vgl. Waldbaden: https://www.gesundheit.de/wellness/entpsannung/entspannungs-know-how/waldbaden abgerufen am 05.10.2021

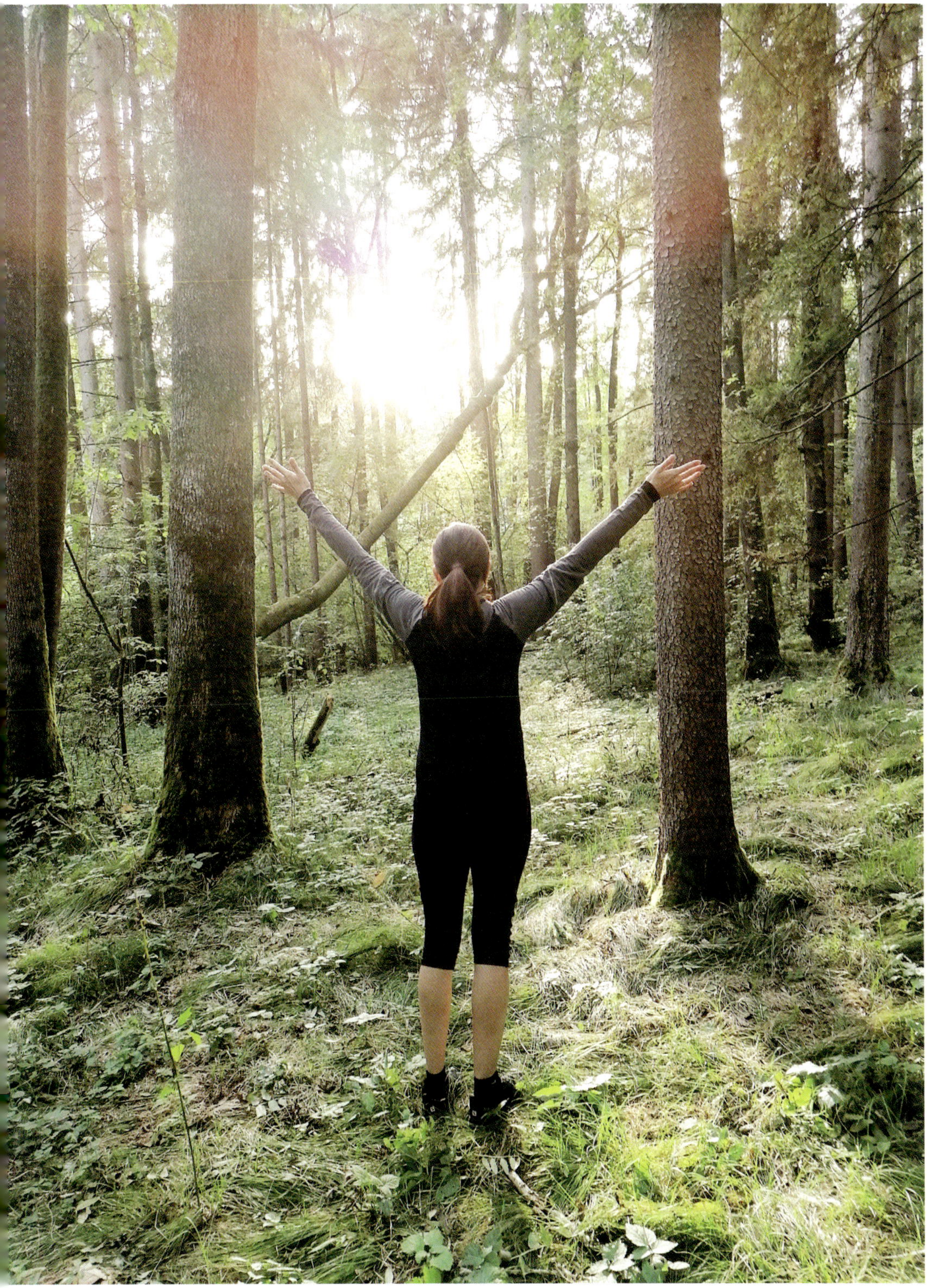

Was darf ich, was darf ich nicht?!

Um eine Verschlechterung des Ödemzustandes zu verhindern, ist es wichtig, die Vorsichtsmaßnahmen und Verhaltensregeln zu kennen. Dann erst kann die Antwort auf die Frage „Was darf ich, was darf ich nicht?" gegeben werden.

Richtiges Verhalten im Alltag mit Lymphödem

Kleidung

In Bezug auf die Kleidung sind Einschnürungen zu vermeiden. Enge Gürtel, enge Hosen, enge Oberteile (keine einschnürenden Träger vor allem bei den Büstenhaltern, leichte Brustprothesen tragen), enge Socken (über dem Kompressionsstrumpf versteht sich) sind tabu. Enge Kleidung verhindert den Lymphrückfluss und eine freie Atmung ist hier nicht möglich.

Körperpflege

Bei der Körperpflege ist das oberste Gebot, die Haut vor Schäden zu schützen. Verwenden Sie milde Pflegemittel und kontrollieren Sie die Haut regelmäßig auf defekte Stellen. Wenn Sie Haustiere besitzen, versuchen Sie, Kratzer und Bisse zu vermeiden.

Ernährung

Bei dem Thema Ernährung wird besonders hervorgehoben, Übergewicht zu vermeiden, das Sollgewicht zu halten und eine ausgewogene Kost mit ausreichend Flüssigkeit zu sich zu nehmen. Es gibt keine spezielle Diät bei Lymphödem, mit Ausnahme der MCT-Diät, siehe Kapitel Richtige Ernährung beim Lymphödem.

Freizeit – Reisen – Hobbys und Sport

Im Bereich Freizeit – Reisen – Hobbys ist der Saunagang eines der Themen, das am meisten polarisiert. Die Medizin rät, mit Vorsicht zu testen, ob man den Saunagang verträgt. Bedecken Sie eventuell das Bein oder den Arm mit einem feuchten Tuch und probieren Sie niedrigere Saunatemperaturen ohne Aufguss.

Das Sonnenbaden erfreut sich auch großer Beliebtheit. Vom direkten Sonnenbaden mit Ödem wird in der Fachliteratur abgeraten bzw. zur Vorsicht aufgerufen. Decken Sie die betroffene Extremität zum Schutz vor der Sonne ab. Ein möglicher Sonnenbrand führt zu einer erhöhten Lymphlast, und das belastet das Ödem zusätzlich. Vermeiden Sie auf Reisen insektenverseuchte Gebiete. Bei Flugreisen kann es vorkommen, dass der Koffer verspätet oder gar nicht ankommt. Geben Sie einen zweiten Strumpf und Noppenhandschuhe ins Handgepäck, so sind Sie für einen Notfall gerüstet.

Hantieren Sie möglichst nicht mit spitzen und scharfen Gegenständen und Geräten. Ein neues Hobby sollte *verletzungsfrei* ausführbar sein. Beim Sport ist alles erlaubt, was unter sanfte Bewegung fällt (Langlaufen, Schwimmen, Walken, Wandern, Radfahren, Yoga, Qigong usw.) Körperbetonte Sportarten mit erhöhter Verletzungsgefahr sind zu vermeiden.

Hausarbeit und Garten

Denken Sie bei der Hausarbeit immer daran, Hitze zu vermeiden. Vor allem beim Armlymphödem besteht die Gefahr, sich durch heißes Wasser oder Dampf (Abwasch, Bügeleisen, Kochen, Dampfgarer, Backofen) zu verbrennen. Denken Sie bei Näharbeiten an den Fingerhut und gehen Sie auch beim geübten Hantieren mit dem Messer achtsam um. Achten Sie bei der Gartenarbeit auf Dornen, Stacheln und tragen Sie bei der Arbeit Handschuhe.

Beruf

Tragen Sie möglichst keine schweren Gegenstände. Im Beruf wird in der Fachliteratur das Vermeiden von Überanstrengung hervorgehoben.

Medizinische Versorgung

Achten Sie darauf, bei der medizinischen Versorgung im Krankenhaus oder beim Hausarzt keine Injektion, keine Blutabnahme, Akupunktur und Lokalanästhesie sowie Blutdruckmessung auf dem Ödemgebiet durchführen zu lassen.

Die Balance zwischen Dürfen und Sollen finden

Der Mensch ist ein sinnliches Lebewesen. Was auch immer Sie gerade *genießen* wollen, sich auf etwas zu freuen und es dann auch genießen zu dürfen, auch das gehört zum Leben. Ein Stück Schokolade oder nur einen Moment der Stille, einen Sonnenuntergang und vieles mehr. Wie schaffen Sie für sich eine natürliche Balance zwischen wollen und genießen dürfen und nicht sollen bzw. eher vermeiden. Regeln, wie nicht mit spitzen, scharfen Gegenständen oder Geräten zu hantieren, keine

Sportarten mit einer Verletzungsgefahr auszuüben und Ähnliches fallen natürlich unter die Rubrik *Regeln, die unbedingt einzuhalten sind.*

Ich schreibe hier aber von den kleinen *reparierbaren* Regelbrüchen, die Sie nach eigenem Ermessen ab und zu begehen möchten, weil Sie gerade Lust darauf haben. Wenn beispielsweise die Lust auf etwas Süßes ein so großes Verlangen erzeugt, dann sollten Sie ihr zumindest ab und zu nachgeben. Lassen Sie es nicht zur Regel werden und gleichen Sie diese kleinen *Verbotsübertretungen* durch entsprechende Bewegung und gesunde Ernährung wieder aus. Dann kann das Glücksgefühl, das durch den Genuss von Schokolade erzeugt wird, sogar äußerst positiv wirken. Erlauben Sie sich z. B. ein Mal pro Woche bewusst, mit Genuss zu schlemmen, und es wird Ihnen guttun, weil Sie ohne schlechtes Gewissen genießen dürfen. Die nächste Nordic-Walking-Runde kann dafür etwas länger ausfallen oder Sie planen eine zusätzliche Einheit *Bewegung*, um diesen kleinen *Regelbruch* auszugleichen.

Worauf haben Sie jetzt gerade Lust? Was wäre der *worst case* (schlimmster Fall), der in Bezug auf Ihr Lymphödem eintreten würde, wenn Sie dieser Lust nachgeben? Meist entsteht die Lust aus einer Laune heraus. Die Laune, ein weiteres sehr kraftvolles Wort. Wir kennen die Launen der Natur, die manchmal unberechenbar scheinen. Aber manchmal wollen wir einfach unserer Laune nachgeben. Wir wollen nicht immer darüber nachdenken, ob etwas sinnvoll oder gesund ist. Manchmal wollen wir einfach nach Lust und Laune den Moment erleben. Es ist wichtig, sich selbst diese kleinen Freiheiten immer wieder zuzugestehen und den eigenen Launen Raum zu geben.

Was brauchen Sie, um gute Laune zu haben? Aus einer Laune heraus möchten Sie vielleicht mit Ihren bloßen Händen bei der Gartenarbeit wieder einmal in der Erde wühlen? Sie haben aber ein Armlymphödem und eigentlich wurde Ihnen davon abgeraten, in der Erde ohne Handschuhe zu arbeiten. Wissen Sie warum? Der Boden hat verschiedenste Mikroorganismen (Bakterien, Algen, Pilze), die wichtig sind, um die Qualität des Bodens aufrechtzuerhalten, damit er fruchtbar bleibt. Wenn aber die Haut an einer winzigen Stelle offen ist, können diese Bakterien eintreten, folglich wäre der Rotlauf eine ernst zu nehmende Komplikation. Was können Sie also tun, um Ihrer Laune nachzugehen? Wenn es Ihnen wichtig ist, in der Erde zu wühlen, werden Sie dafür eine für Sie passende Lösung finden. Arbeiten Sie wie empfohlen mit einem Gummi-Handschuh und lassen Sie die gesunde Hand dem Verlangen, in der Erde zu wühlen, nachgehen. Oder arbeiten Sie mit Baumwollhandschuhen, dann spüren Sie die Erde besser als mit den Gummi-Handschuhen. Kontrollieren Sie danach beim Händewaschen die Hände genau auf offene Stellen. Wenn Sie Lust auf Barfuß-Gehen haben, dann gehen Sie auf weichem Rasen, auf dem sich möglichst keine Bienen oder Wespen aufhalten. Steine können Sie gut umgehen. Die Erfahrung wird Ihnen Recht geben. Sie haben sicher schon Regeln gebrochen und wussten danach, dass dies keine gute Idee war.

Ein Patient erzählte mir, dass er unbedingt *Stand-up paddling* lernen wollte. Gesagt, getan. Bei dem Versuch, auf dem Board zu stehen, störte ihn der Kompressionsstrumpf, da dieser weniger Haftung an der Oberfläche des Boards hatte. Er entschied sich, den Kompressionsstrumpf für den Zeitraum des Erlernens auszuziehen. Nachdem er sich immer an das Tragen des Strumpfes gehalten hatte, vergaß er, dass die Haut unter dem Kompressionsstrumpf viel sensibler auf die Sonne reagierte. Der restliche Körper hatte sich bereits an die Sonne gewöhnt und hatte bereits eine leichte Bräunung. Welche Erfahrung dieser Mann machte, werden Sie schon erahnen. Er hatte einen massiven Sonnenbrand an dem Bein und konnte für 3 Tage nur eine Kompressionsbandage anlegen, da das Anziehen des Kompressionsstrumpfes zu sehr die sonnenverbrannte Ödemhaut reizte. Dies war eine Erfahrung, die er nicht wieder machen wollte.

Jeder Mensch verfügt über einen eigenen Erfahrungsschatz, auf den er vertraut und auf dessen Grundlage seine Entscheidungen basieren. Vertrauen Sie auf Ihre eigene Erfahrung und lassen Sie beim Ausprobieren neuer Dinge Vorsicht walten. Bedenken Sie bereits im Vorfeld eventuelle Risikofaktoren. Wenn Sie unsicher sind, suchen Sie das Gespräch mit Ihrem Therapeuten und tauschen Sie sich mit ebenfalls Betroffenen (Selbsthilfegruppen, Vereine) über deren Erfahrungen aus. Vertrauen Sie Ihren Erfahrungen?

< TIPP 35:
Vertraue Deiner Erfahrung

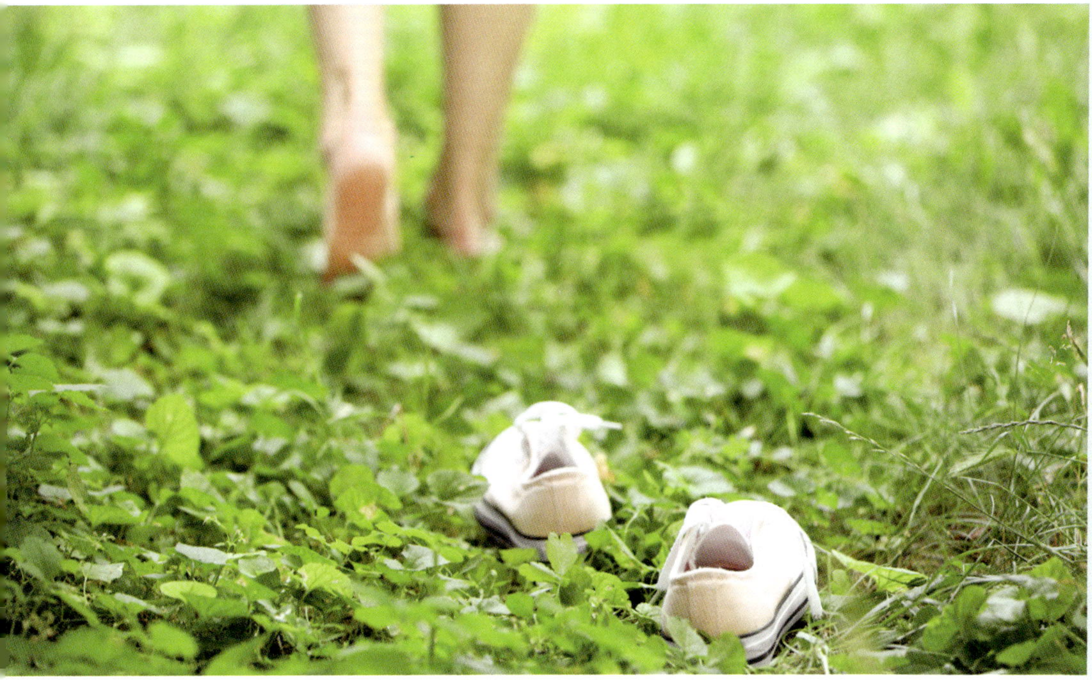

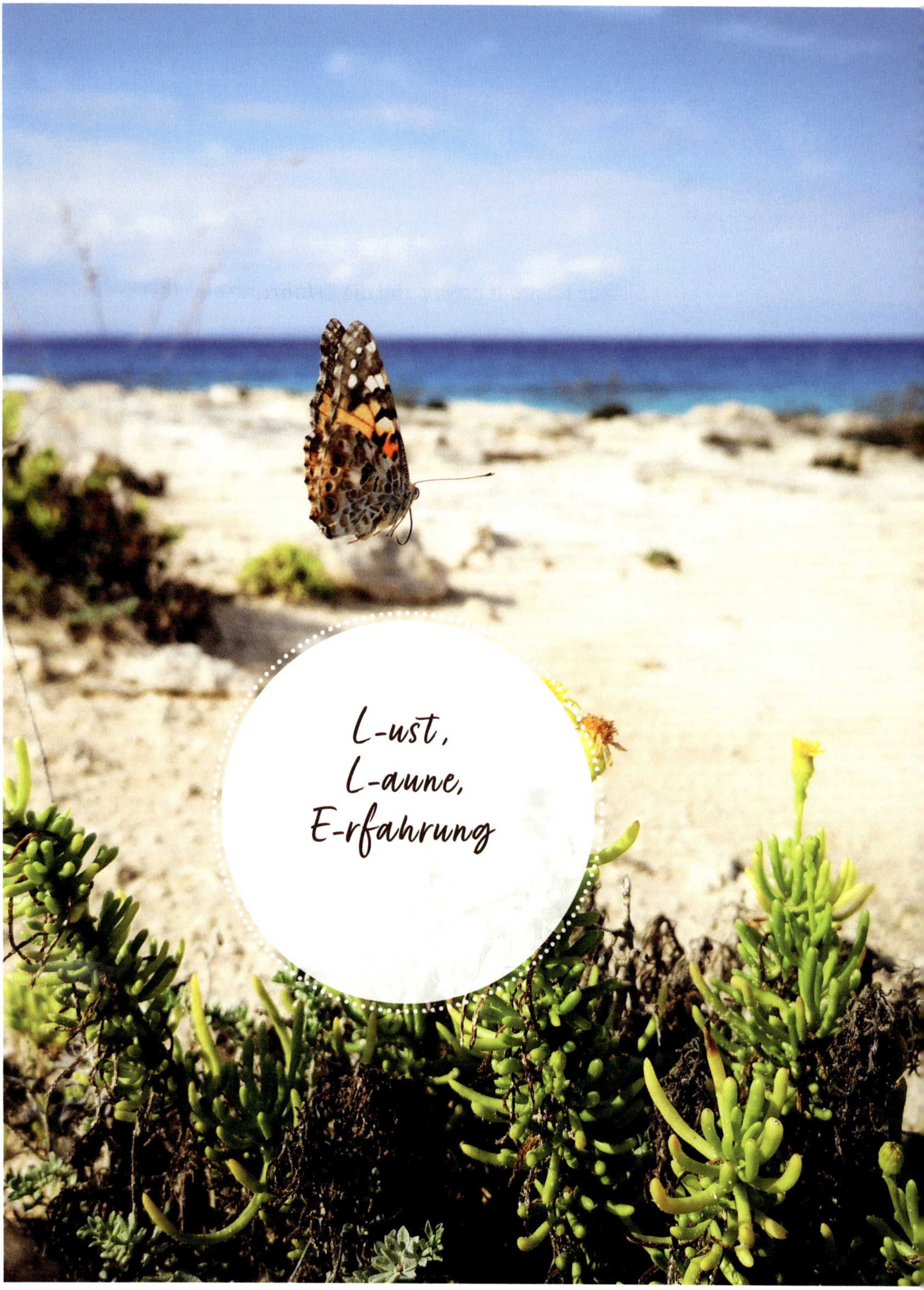

L-ust,
L-aune,
E-rfahrung

Der Lust-Laune-Erfahrungs-moment

Die Laune verleitet Sie zur Lust auf etwas und die Erfahrung gibt Ihnen ein grünes oder rotes Licht für Ihr Vorhaben.

Sie haben Lust auf eine Auszeit von Ihren Strümpfen?

Geben Sie Ihrer Laune nach. Ihre Erfahrung wird Ihnen bestätigen, dass 30 Minuten oder 1 bis 2 Stunden ohne Kompressionsstrumpf keine Folgen für Ihr Ödem haben. Aber es geschieht etwas Wunderbares, Sie fühlen sich momentan befreit von dem Druck und der Wärme des Strumpfes. Ihre Erfahrung wird Ihnen vielleicht sogar Recht geben und Sie lagern dabei die Beine hoch, dann können Sie das Risiko der Ödemzunahme verhindern. Die Erfahrung kann erst dann greifen, wenn Sie es probiert haben.

Was kann Ihnen im schlimmsten Fall passieren?

Genau, das Ödem wird stärker, also das Volumen Ihres Lymphödems nimmt zu. Lösung: Sie wissen es bereits, einmal höheren Druck ausüben beim Bandagieren und in den nächsten Tagen sind Sie wieder bei Ihrer Volumens-Ausgangssituation.

Sie haben heute keine Lust, Entstauungsgymnastik zu machen?

Sie haben heute Lust, hohe Schuhe zu tragen? Aus einer Laune heraus haben Sie heute entschieden, am Abend ohne Armstrumpf ins Theater zu gehen? Sie haben heute keine Lust, die Nachtbandage anzulegen, da Sie Ihren Partner mit Dessous überraschen wollen? Sie haben heute Lust auf ein Vollbad oder einen Saunagang?

Sie können ALLES machen. Denn mit Ihrem Erfahrungswissen können Sie genau abschätzen, welchen Lust-Laune-Erfahrungsmoment Sie wiederholen können und welchen nicht. Jeder Mensch ist individuell und reagiert auch individuell. Patienten berichten von einer Erleichterung im Umgang mit dem Lymphödem, wenn sie sich Lust-Laune-Erfahrungsmomente gönnen. Die Bezeichnung LLE-Moment stammt aus meiner eigenen Feder.

Viel Spaß beim Ausprobieren der LLE-Momente!

< TIPP 36:
Gönnen Sie sich ab und zu einen LLE-Moment

Wo kann ich Hilfe erwarten?

Selbsthilfegruppen/Vereine

Das Ziel der Selbsthilfegruppen und Vereine ist eine bessere Bewältigung der persönlichen Umstände dieser Erkrankung. Hierzu zählt auch die Vernetzung mit verschiedenen Systempartnern im Gesundheitsbereich (z. B. Adressen von lymphologischen Rehakliniken), um den Informationsfluss für die Betroffenen zu erleichtern. Denn wie heißt es so schön: *Beim Reden kommen die Leut' zam.*

Österreich:

- Selbsthilfegruppen: *www.gesundheit.gv.at/service/gesundheitssuche/selbsthilfegruppen*
- Verein: Österreichische Lymphliga: *www.lymphödem.at*

Deutschland:

- Selbsthilfegruppen: www.lymphselbsthilfe.de
- Vereine: Deutsche Gesellschaft für Lymphologie: www.dglymph.de
  Verein zur Förderung der Lymphödemtherapie e.V.:
  www.lymphverein.de

Schweiz:

- Verband: *www.sfml.ch*
- Verein: *www.lv-schweiz.ch*
- Stiftung: *www.lympha-helvetica.ch*

Es existieren sicher noch viele weitere hier nicht erwähnte Selbsthilfegruppen und Vereine. Fragen Sie an den oben angeführten Adressen nach, mit großer Wahrscheinlichkeit sind diese Vereine und Selbsthilfegruppen mit anderen Gruppen vernetzt, die sich topographisch in der Nähe Ihres Wohnortes befinden.

Netzwerke/Apps/Blogs

Aufgrund des immensen Tempos und der raschen Veränderung der Themen und Inhalte im Internet kann ich hier nur Quellen erwähnen, die zum Zeitpunkt meiner Recherchen aktuell waren. Angaben ohne Gewähr bezüglich der Inhalte.

www.lymphnetzwerk.de, www.lymphcare.com, www.lymphblog.de

Betroffene Lymphpatientin, Bloggerin und Ernährungswissenschafterin:
Instagram: *missnutrivienna* und *missnutrislymphlife*
Facebook: *Miss Nutri*

Deutschsprachige Apps zum Thema Lymphödem

- *medicompanion* App für Lipödem- und Lymphödem-Betroffene
- *curaflow* App für LymphpatientInnen

Auf der Seite 121 sind die jeweiligen Hersteller von medizinischen Produkten für das Lymphödem aufgelistet. Online-Netzwerke wie Facebook oder Instagram werden mit neuesten Infos von diesen Firmen *gefüttert*.

Therapeutensuche

Ein sehr leidiges Thema für alle Lymphpatienten ist die Therapeutensuche. Abhilfe kann ich nur aus meiner angestammten Kompetenz als Physiotherapeutin anbieten.

Der Dachverband der österreichischen Physiotherapeuten hat auf der Website folgende Suchmaschine installiert. *https://www.physioaustria.at/therapeutinnensuche*. Hier können Sie die Qualifikation, die Sie bei Ihrem Therapeuten suchen – in Ihrem Fall die Komplexe Physikalische Entstauungstherapie – eintragen. Mit etwas Glück praktiziert in Ihrer Nähe ein Therapeut mit dieser Spezialausbildung.

In Deutschland gibt es den Verband für Physiotherapie, auf dessen Website man die Adressen der Landesverbände ausfindig machen kann. Unter Praxisverzeichnis können Sie online die niedergelassenen Physiotherapeuten, unter der Rubrik Zertifikat für LD = Manuelle Lymphdrainage, in Ihrem Landkreis finden. *www.physio-deutschland.de/fachkreise.html.*

In der Schweiz finden Sie Physiotherapeuten mit der Zusatzausbildung: Komplexe physikalische Entstauungstherapie unter *www.physioswiss.ch.*

Physikalische Institute

In Deutschland, Österreich und in der Schweiz gibt es physikalische Institute. Fragen Sie nach, ob es dort Therapeuten mit der lymphologischen Ausbildung, nach heutigem Standard die *KPE-Ausbildung*, gibt.

Informationen von öffentlichen Institutionen

Viele Patienten erzählten mir davon, dass ihnen das Tragen der Kompressionstrümpfe während der Arbeit Probleme bereitet. Die tägliche Arbeit mit einem Strumpf zu verrichten ist in den verschiedensten Berufssparten schwierig umzusetzen. Es kommt oft beim Tragen des Kompressionsstrumpfes durch das Schwitzen zur Reibung auf der Haut und damit zu Hautirritationen. Es besteht auch immer wieder die Angst bei den Betroffenen, wegen des Rotlaufs längere Zeit am Arbeitsplatz auszufallen.

Es gibt staatliche Einrichtungen, die Personen mit einer Einschränkung im Alltag (Invalidität) und auch im Beruf in solchen Belangen weiterhelfen. Über die folgenden Webseiten können Sie Informationen herauslesen und auch Infoblätter ausdrucken bzw. Formulare ausfüllen, die Sie als Arbeitnehmer im beruflichen Alltag schützen können. In Österreich über die Internetseite *www.sozialministerium.at*. In Deutschland unter *www.bundesgesundheitsministerium.de* und in der Schweiz unter *www.bag.damin.ch* Bundesamt für Gesundheit BAG.

Die Selbsthilfegruppen und Vereine können Ihnen bei den bürokratischen Hürden Hilfestellung leisten.

Hersteller von medizinischen Produkten für das Lymphödem

- Firma Bauerfeind *www.bauerfeind.de*
- Firma Jobst *www.jobst.de*
- Firma Juzo *www.juzo.com*
- Firma Lohmann-Rauscher *www.lohmann-rauscher.com*
- Firma Medi *www.medi.de*
- Firma Ofa *www.ofaaustria.com*
- Firma Sigvaris *www.sigvaris.com*
- Firma Solidea *www.solidea.com*
- Firma Thuasne *www.thuasne.de*

Sanitäts- und Orthopädiefachgeschäfte

gibt es in nahezu jeder Bezirkshauptstadt/Stadt. Eine Auflistung ist aufgrund der Datenmenge nicht möglich.

Danksagung

Mein Dank gilt all den Betroffenen, Ärzten, Kollegen, Firmen, die sich für die Fragen, Recherchen und Therapien in den letzten 20 Jahren interessiert haben und somit einen sehr großen Teil zum Erstellen dieses Ratgebers beigetragen haben.

Ich bin dankbar für die Unterstützung meiner Familie und allen Personen, die mich ermutigt und unterstützt haben, diesen Ratgeber zu schreiben.

DANKE!

Literaturverzeichnis

Blättner, Beate & EU-team@inter-uni.net: Salutogenetische Grundlagen. Health Promotion & Promotion of Health: Orientierung und Ressourcen, Graz 2005

Földi, Michael/Földi, Ethel: Das Lymphödem, Vorbeugung und Behandlung, Urban & Fischer, Jena 1999

Heller Angela, Beckenboden Dysfunktionen/Dysbalancen, Physiotherapie nach dem Heller-Konzept, Schulungsmaterial, 2009

Jentschura, P.: Basisch Leben, P. Jentschura, Münster 2016

Katz, Petra: Der ganz alltägliche Ärger (Vom Umgang mit Alltagsproblemen) Waxmann, Münster/New York 1995

Kleindienst-John, Ingrid: SOS Hexenschuss, Freya-Verlag, 2015

Kleindienst-John, Ingrid: Artikel „Verbesserung des Hautbilds von Lymphödem-PatientInnen unter Verwendung fetter, pflanzlicher Öle unter Beimischung ätherischer Öle“ (Vortrag Lymphologischer Kongress, Baden)

Kumbrink, Birgit: K-Taping, Springer, Heidelberg 2009, 2011

Kügele, Cornelia: Alltagsprobleme bei Frauen mit einem chronisch sekundären Lymphödem, C. Kügele, Leibnitz 2011

Linek, Sabine: Dein Blut lügt nicht, Mankau Verlag, Zwickau/Sachsen 3. aktual. Auflage 2019

Pascoe-Kompendium: Therapeutisches Handbuch und Präparateverzeichnis, Pascoe, Giessen 2013

Pschyrembel Klinisches Wörterbuch: Aktivitäten des täglichen Lebens, 259 Printaufl.-Berlin: de Gruyter, 2002

Scherer, Ulrich: Neue Therapieerfolge mit Scenarhome, Styx Verlag, Affing 2006

Schleipp, Robert: Faszien Fitness, riva Verlag, München 2014

Vormann, Jürgen: Säure-Basen-Balance mit Lebensmitteltabellen, GU Verlag, München 2012

Wenzel, Gehard/Herwegh, Norbert: Im Fluss des Lebens – Der Entwicklungsweg im Qigong, Eagle Books, Wasserburg am Inn 2014

Abkürzungsverzeichnis

AWMF – Arbeitsgemeinschaft der Wissenschaftlichen Medizinischen Fachgesellschaften

IPK – intermittierende pneumatische Kompression

KPE – komplexe physikalische Entstauungstherapie

LLE – Lust Laune Erfahrungsmoment

MCT-Fette – mittelkettige Triglyceride

mm Hg – Millimeter Quecksilbersäule

Skenar – Selbst Kontrollierte Energo Neuro Adaptive Regulation

Linkverzeichnis

Link 1: Schuhbreitenrechner: *https://www.blitzrechner.de/schuhbreite/*

Link 2: Magnesiumöl: *https://magnesium-health-institue.org/#transde-raml oder https://www.zechstein-magnesium-oil.com/de/faq* zu finden.

Link 3: Skenar: *http://enerbalance.at/methode/*

Link 4: S2k Leitlinie: *https://www.awmf.org* unter Suchbegriff: S2k-Leitlinie Lymphödem

Link 5: WHO Bewegung: *https://fgoe.org /Medien/Broschüren/bewegung_gesundheit* unter Suchbegriff: Bewegung und Gesundheit in Europa: Erkenntnisse für das Handeln, Seite 16, WHO, 2006 gedruckt 2010

Link 6: Pilates: *https://www.pilates-verband.at/*

Link 7: Yoga: *https://www.barmer.de/gesundheit-verstehen/yoga/was-ist-yoga*

Link 8: Taoist Tai Chi: *https://www.taoisttaichi-org/de/*

Link 9: Theresia Gutsche ImEinklanG – Fachpraxis für Heilmassage und Humanenergetik; *https://imeinklang.me*

Link 10: Intermittierende pneumatische Kompression: *https://www.awmf.org* unter Suchbegriff: S1 Leitlinie intermittierende pneumatische Kompression (IPK, AIK)

Link 11: Lymphatouch: *https://www.lymphatouch.com*

Link 12: Tiefenoszillation: *https:// www.pyhisomed.de* unter physikalische Therapielösungen Tiefenoszillation.

Link 13: „Lavanttaler Lymphtee“, erhältlich in der Team Santé Barbara Apotheke in Wolfsberg, *www.barbara-apotheke.at*

Link 14: Wechselduschen: *https://www.kneipp.com/at_de/kneipp-wissen/kneipp-anwendungen/wechselduschen-shortcut/*

Link 15: 10 Regeln der vollwertigen Ernährung: *https://www.dge.de/ernaehrungspraxis/vollwertige-ernaehrung/10-regeln-der-dge/?L=0#*

Link 16: Waldbaden: *https://www.gesundheit.de/wellness/entspannung/entspannungs-know-how/waldbaden*

Platz für Notizen

freya BUCHTIPPS

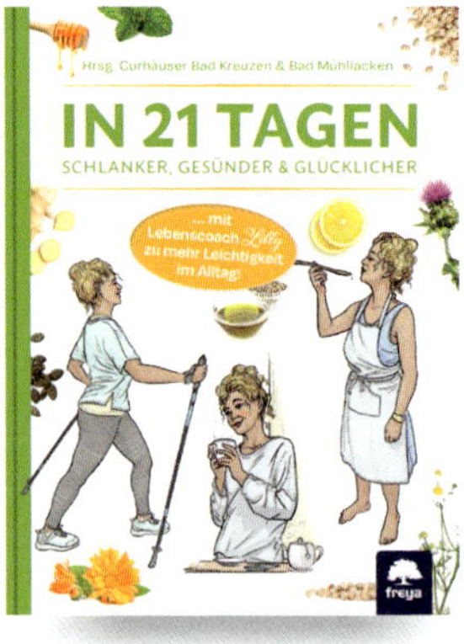

Curhäuser Bad Kreuzen & Bad Mühllacken

In 21 Tagen

schlanker, gesünder & glücklicher

Lilly ist dein Lebenscoach, der dich 21 Tage lang durch dein Leichter-leben-Programm begleitet, damit du schlanker, gesünder und glücklicher wirst.

Sie steht stellvertretend für die vielen Menschen, die durch Fasten, Detox, Entschlackung zu neuer Energie und ihrem Wohlfühlgewicht gefunden haben. Das Mitmachbuch ist ein Begleiter für lebenslustige Frauen, die komplizierte Diäten und strengen Drill satt haben.

ISBN 978-3-99025-436-3

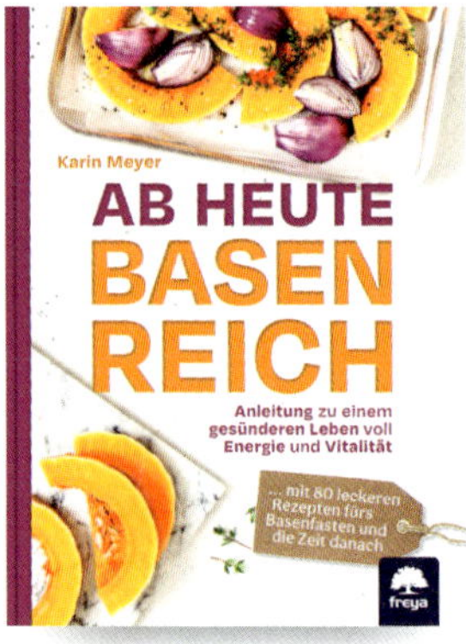

Karin Meyer

Ab heute basenreich

Anleitung zu einem gesünderen Leben voll Energie und Vitalität

Karin Meyer erläutert im Ratgeber, wie es zu einer Übersäuerung des Körpers kommt und welche Lebensmittel basisch oder sauer sind. Welche Lebensmittelgruppen sind problematisch, wie wirkt sich eine Übersäuerung des Körpers auf die Gesundheit aus?

Im Rezeptteil des Buches werden konkrete Vorschläge für Entlastungstage und das Basenfasten geboten, jeweils mit mehreren Alternativen. Mit 80 Rezepten fürs Basenfasten und die Zeit danach, hilfreichen Tipps für den Alltag, Säure-Basen-Tabelle und zahlreichen Tipps zum Thema Ernährung und Lebensführung.

ISBN 978-3-99025-431-8

Fotonachweise: © Adobe Stock COVER: Zoja / Nenov Brothers (Geranie) / Dionisvera (Ringelblume) / Scisetti Alfio (Steinklee) // KERN: Zoja S. 3 / Nailia Schwarz S. 28 / petiast S. 17 / Rob Stark S. 20 / Wirestock S. 21 (Bürosessel) / Tierney S. 21 (Tastatur) / Надежда Урюпина S. 24 / aleksandra_1981 S. 29 / sorapop S. 36 / krstrbrt S. 37 / Scisetti Alfio S. 42, 87 / Rozmarina S.45 / Terriana S. 50 / Dionisvera S.52 / FotoHelin S. 55 / Kurhan S. 56, 59 / kosolovskyy S. 63 / Roman Milert S. 73 / Yakobchuk Olena S. 74 / Jenny Sturm S. 77 / Westside S. 78 / Nenov Brothers S. 92 / koya979 S. 94 / Michael S. 95 / Jukov studio S. 96 / monticellllo S. 102 / Insdes S. 103 / Africa Studio S. 113